本草世界

本草园——著

清华大学出版社
北京

内 容 简 介

　　大千世界，是一个自然的世界，也是一个博物的世界，可谓"一花一世界，一叶一菩提"。就在我们身边的花草树木、鸟兽虫鱼等，都可能对人们身心健康大有裨益。让我们以博物的视觉，将生活抽丝剥茧，还原本草的本真面貌，使其为人类健康事业大放异彩！

　　本书用简洁的语言讲述本草故事、分析本草的作用，知识面广，老少咸宜。本书供博物爱好者、中医爱好者、植物爱好者以及大众阅读参考。

图书在版编目（CIP）数据

本草世界 / 本草菌著. — 北京：清华大学出版社，2019.11
ISBN 978-7-302-51963-8

Ⅰ. ①本…　Ⅱ. ①本…　Ⅲ. ①本草 – 普及读物　Ⅳ. ①R281-49

中国版本图书馆CIP数据核字(2018)第295961号

责任编辑： 张　宇　王　华
封面设计： 马术明
责任校对： 王淑云
责任印制： 沈　露

出版发行： 清华大学出版社
　　　　　网　　　址：http://www.tup.com.cn，http://www.wqbook.com
　　　　　地　　　址：北京清华大学学研大厦 A 座　　　邮　　编：100084
　　　　　社 总 机：010-62770175　　　　　　　　邮　　购：010-62786544
　　　　　投稿与读者服务：010-62776969, c-service@tup.tsinghua.edu.cn
　　　　　质量反馈：010-62772015, zhiliang@tup.tsinghua.edu.cn
印 装 者： 北京博海升彩色印刷有限公司
经　　销： 全国新华书店
开　　本： 145mm×210mm　**印　张：** 9.875　**字　数：** 223 千字
版　　次： 2019 年 11 月第 1 版　　　　**印　次：** 2019 年 11 月第 1 次印刷
定　　价： 128.00 元

产品编号：076872-01

前言

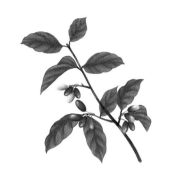

　　人们常说，"人非草木，孰能无情"，实则草木也有情。王安石说"草木皆含愁"，李白却说"草木尽欲言"；张九龄说"草木有本心"，曹雪芹却说"草木也知愁"；苏辙说"草木何足道"，沈约却说"勿言草木贱"。正所谓，"一花一世界，一叶一菩提"，大千世界的花花草草、山山水水、天地江湖、鸟兽虫鱼，皆是大自然对人类最美的馈赠。

　　花草树木、鸟兽虫鱼，其实一直在我们身边，是我们人类最忠实的伙伴，正所谓"陪伴是最长情的告白"，可不是吗？大自然赋予植物、动物、矿物等本草的诸多能量，却一直在为人类的健康事业作贡献，一直在陪伴着人们"生长壮老已"，无论你是高官商贾，还是贫民百姓，大自然这些力量从来没有厚此薄彼。

　　本草是有情的，它们一直在发挥"春蚕到死丝方尽，蜡炬成灰泪始干"的奉献精神，将自己的光和热奉献给全世界。用它们的正能量来捍卫人类的身心健康，并为人类的生存提供无私的方便，于是我们静下心来，才发现"绿水青山便是金山银山"。

　　早在几千年前，我们伟大的神农氏，为了揭开隐藏在本草中的食药密码，以身试药，发现了诸多本草中的无穷奥秘。自此之后，本草就成了捍卫人类健康生活的"守护神"，也成了人类朝夕相处的"合作伙伴"。

本草不仅仅是中药，也是人类不可多得的自然馈赠，更是博物王国中的璀璨明珠，然而依然有很多人并不知道隐藏在本草中的健康密码。所以，揭开本草的神奇面纱，让它更好地为人类健康贡献力量，岂不是更好？正所谓，"一方水土养一方人，一方本草治一方病"，本草的终极奥义，无非是"感动生命"。

当我们真正走进本草，去探寻本草的世界，就会发现，原来生命的意义竟是如此美妙。也正是因为这样，我们才萌生了撰写《本草世界》的念头，想让属于中华文明的龙珠走向世界、普济众生。

然而，两千多年来，人们对本草的探索，从来没有停止过，想必，"一千年以后"，人们依然还会带着求知的精神去一步一个脚印地探索隐藏在本草中的密码，挖掘隐藏在本草世界里的神奇力量，继续为人类的健康事业默默贡献。

本书创作初衷是感怀李时珍诞辰 500 周年而作，旨在弘扬中医药健康养生文化，而本书所涉及方药，请在中医师或中药师的指导下使用，切勿对号入座、擅自使用。

最后，衷心感谢清华大学出版社慧眼识珠，才有了本书面世的机缘；感谢茶狄女士忍着腰痛为本书绘插画，为本书增色不少。我们坚信，本书带给广大读者的不仅是视觉上的盛宴，更是心灵的思考，并希望人们对本草爱惜和合理使用，希望我们能为中医药健康养生文化的传承与发展尽一份绵薄之力！

己亥年夏花灿烂之际本草菌于时珍路

目录

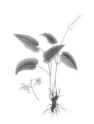

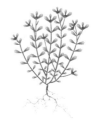

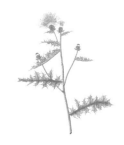

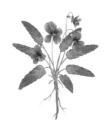

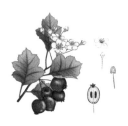

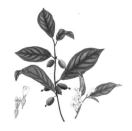

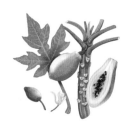

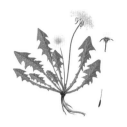

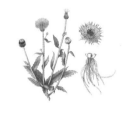

第四章

展现最美的自己
——只因"人群中"多看了你一眼 // 163

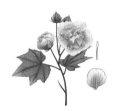

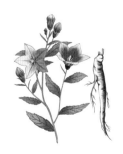

第五章　龙生九子各不同

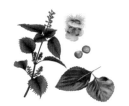

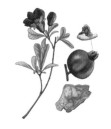

第六章　新鲜奇特长知识

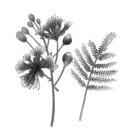

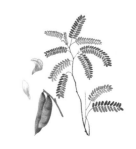

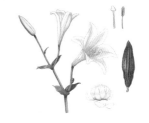

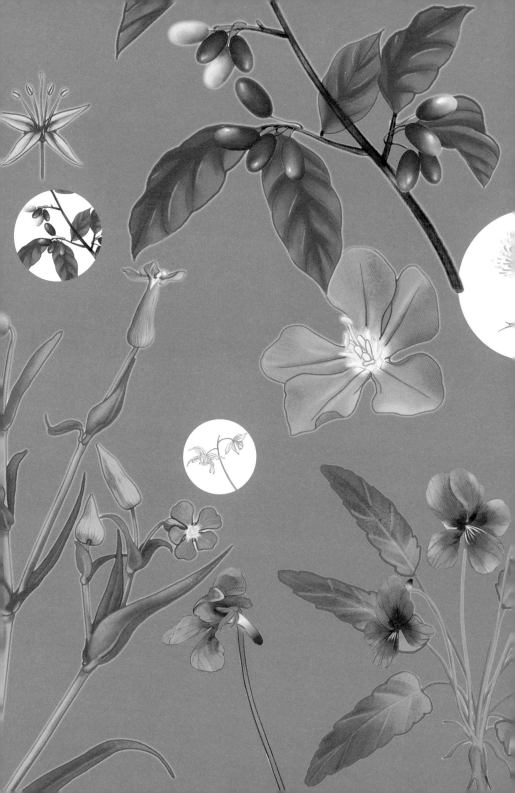

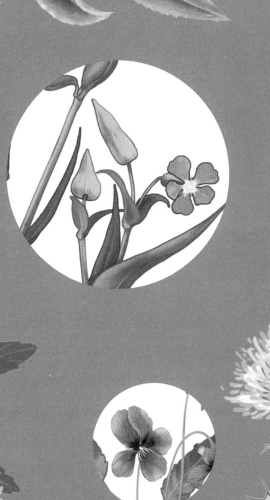

第一章

落花不是无情物

——相遇就注定有『故事』要发生

刘寄奴
——与皇帝同名的草药

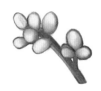

  在中药的世界里，有不少中药会因避讳而不得不改名换姓，比如六味地黄丸中的山药，原本它叫薯蓣，却被改名两次，最后改成了山药，与原来的薯蓣相差十万八千里。还有玄胡索、玄参等药，改为元胡索、元参等。然而，有一味中药不仅没有因避讳而改名，而且还跟皇帝同名，这种情况也是历史上唯一的。

  那么这个中药叫什么呢？它就是能够治疗跌打损伤、金疮出血的刘寄奴。对于刘寄奴是哪个朝代的皇帝，估计很多人并不是很清楚，因为他所处的是不太出名的南北朝时期，宋武帝刘裕建立了南北朝时期的宋朝。刘寄奴只是他的小名，他与刘寄奴这味中药有一段有趣的故事。

  刘裕在称帝前，有一次率兵出征，大获全胜，然而在围剿敌兵残余的途中，被一条横卧在路上的巨蛇拦住了去路，刘裕弯弓搭箭射中巨蛇，巨蛇负伤而逃。第二天，刘裕带兵继续在林中搜剿敌军，忽然听到山林里有杵臼之声，士兵们前去一看，有几个青衣童子在捣药，士兵们准备斩杀这几个青衣童子，童子们哀求道："只因昨日刘将军箭中我主，我主疼痛难忍，命我等捣药敷伤。"士兵们也觉得诧异，就将

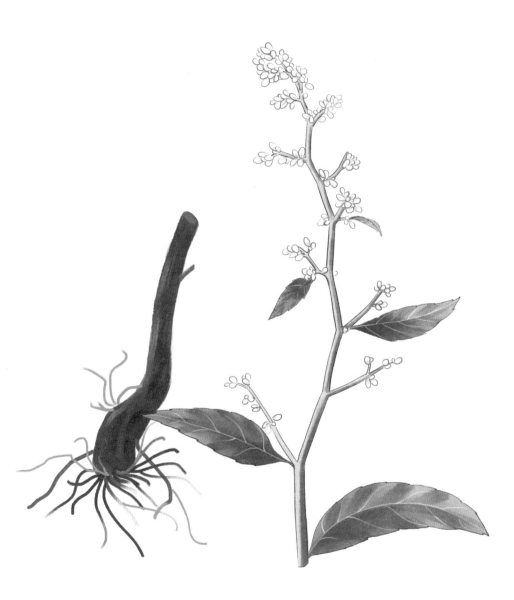

这件事情禀报给刘裕。

刘裕觉得此事颇为蹊跷，于是亲自前去查看，等他到时，青衣童子已经不见了，只留下地上一些草药，于是他将草药带回给士兵们试用，发现果然是治疗创伤的良药。人们那时也不知道这个药叫什么名字，只知道是刘裕将军射蛇得药，为感念刘裕将军的恩德，便以刘裕的小名"刘寄奴"命名，直到后来刘裕当了皇帝，此药也没有更名。

那么，这个刘寄奴就真的能够治疗金创吗？对于刘寄奴治疗金创的功效，在《开宝本草》中就有记载，认为刘寄奴"疗金疮，止血为要药；产后余疾，下血、止痛"；在《本事方》中也有记载，刘寄奴在"敛金疮口，止疼痛"方面的具体用法，即用"刘寄奴一味为末，掺金疮口，裹"。

刘寄奴是菊科蒿属多年生草本植物，不仅仅只是金疮药。中医认为，刘寄奴味苦性温；归心、肝、脾经；具有活血通经、散瘀止痛、止血消肿、消食化积等作用；适用于瘀滞经闭、产后腹痛、癥瘕、跌打损伤、外伤出血、疮痈肿毒、食积腹痛等症；一般内服用量为6~10克，外用适量，捣敷或研末撒患处。

刘寄奴的作用也算比较广泛，但在一些情况下是不能使用的。在《卫生易简方》中记载，刘寄奴"不可过多，令人吐利"，所以一般剂量不要过大。而《本草经疏》中记载，"病人气血虚，脾胃弱，易作泄者勿服"，也就是气血虚弱、脾虚作泄者不要服用刘寄奴。另外，由于刘寄奴有活血散瘀的作用，所以孕妇也不可服用刘寄奴。

锁阳
——沙漠寂寞的不老药

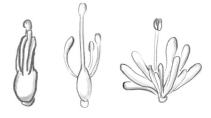

　　在爱情的世界里，人们常常会说，"爱上一个人，恋上一座城"。那么，在本草的世界里，也常有"用对一味药，救活千万人"的传说。比如古代，战争频繁，有时候两军对垒，一方如果粮草不济，即便兵多将广，也可能会遭受大败。

　　传说在贞观年间，唐王李世民为了进一步巩固边陲，于是派遣名将薛仁贵西征，不料在锁阳城被哈密国元帅苏宝同围困，薛仁贵几次突围都没成功，无奈之下，只能死守。由于锁阳城地处大漠，粮草很快就成了问题，将士们也难免受冻挨饿，一时军心不稳。

　　正在苦闷间，有人向薛仁贵献出一种像棒槌的带肉质的地下茎根，说是可以充饥。于是，薛仁贵就命令将士们采挖这种东西来充饥。刚开始只是拿着这种东西充饥，可是没承想，没过几天将士们明显感觉精力充沛，有使不完的劲儿。于是在一个月黑风高的夜晚，薛仁贵带领一支千人小分队，向敌军发动突然袭击，早已懈怠的敌军被打了个措手不及，很快就溃败下去。

　　薛仁贵此次锁阳战役大获全胜，便乘胜追击，将苏宝同赶出边境。班师回朝后，薛仁贵将此事禀告了李世民，李世民不无感叹，赶紧命人

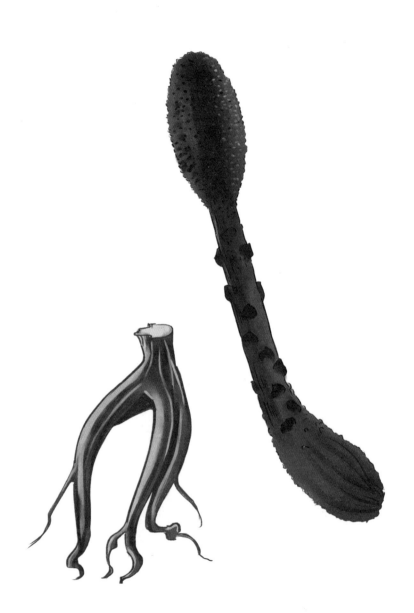

重赏了那个贡献植物根茎的人。但由于并不知道这个植物叫什么，李世民思索片刻，认为此物帮助大唐解除了锁阳之围，于是赐名"锁阳"。

锁阳是锁阳科锁阳属肉质寄生草本植物，寄生于白刺（泡泡刺）的根上，多生于荒漠草原、草原化荒漠与荒漠地带。一般春季采挖，除去花序，切段，晒干后即可入药。锁阳又有不老药、地毛球、黄骨狼、锈铁棒、锁严子等别名。

锁阳的作用早在历代本草著作中就已经提到过，比如《本草纲目》认为锁阳具有"大补阴气，益精血，利大便"的作用；《本草从新》认为锁阳具有"益精兴阳，润燥养筋"的作用；而《本草图解》认为"凡大便燥结，腰膝软弱"等症，锁阳则"珍为要药"；《中药志》则进一步补充道，锁阳主治"男子阳痿，女子不孕，血枯便秘，腰膝痿弱"等症。

锁阳的药用价值一直被历代医生所看重，而且认为它在补肾方面，要比肉苁蓉还要好。现代中医认为，锁阳味甘性温；归肝、肾、大肠经；具有补肾阳、益精血、润肠通便等作用；适用于肾阳不足、精血亏虚、腰膝痿软、阳痿滑精、肠燥便秘等症，一般用量为 5~9 克。

锁阳在补肾方面的作用比较好，但是在临床使用时也需注意，有些病证则不适合使用。比如在《得配本草》中就指出，"大便滑，精不固，火盛便秘，阳道易举，心虚气胀"等症，都不适合使用锁阳。另外，阴虚火旺、脾虚泄泻及实热便秘者，也不适合使用锁阳。

淫羊藿

——羞答答的药草功效大

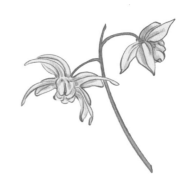

在南北朝时期，有一位医术极其高明且道术也很高超的人，他一生兢兢业业，对中医和道术有着执着的追求和坚定的信仰，他在年轻的时候，为了研究《神农本草经》，到处走访，跋山涉水，风餐露宿，探寻本草中的奥秘，后来写下了不朽名著——《本草经集注》，他就是陶弘景。

陶弘景有一次在采药的途中，听到一位老羊倌对旁人摆谱，说是在树林的灌木丛中长着一种怪草，叶子青青，状似杏叶，一根数茎，高达一两尺，公羊吃了这种草之后，生殖器极易勃起，与母羊的交配次数明显增多，而且更为奇特的是公羊的生殖器长时间坚挺不痿。

陶弘景听到这位老羊倌的描述后，暗自思忖：这很可能就是一味还没被发现的补肾壮阳方面的良药。于是，他一方面向老羊倌虚心求教，另一方面长期观察，并将这个药用于肾阳虚的患者，果然效果不同凡响。后来，他将此药载入典籍，并给这个药取名为"淫羊藿"。

淫羊藿是小檗科淫羊藿属多年生草本植物，多生于山坡草丛、阴湿处、水沟边、林下、灌丛中及岩边石缝中，一般夏、秋季茎叶茂盛时采割，除去茎、粗梗及杂质，晒干或阴干。有时为了增强药力，淫羊藿也

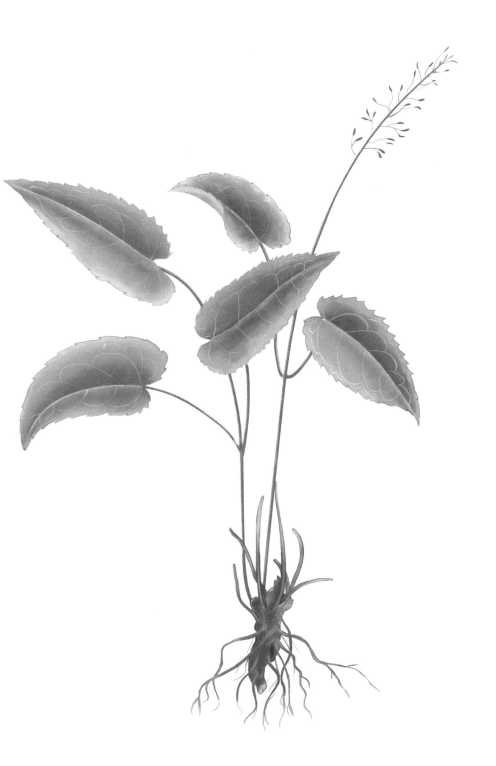

可用羊脂制、酥油制、酒制、炒制等炮制方法。

淫羊藿，又有仙灵脾、放杖草、三枝九叶草、三叉骨、羊角风、牛角花、铁菱角、铁打杵、干鸡筋、黄连祖、千两金、刚前等别名。味辛、甘，性温；归肝、肾经；具有补肾阳、强筋骨、祛风湿等作用；适用于肾阳虚衰、阳痿遗精、筋骨痿软、风湿痹痛、麻木拘挛等症；一般用量为 3~9 克。

淫羊藿在补肾阳、强筋骨、祛风湿等方面的作用比较突出，但在临床使用的时候，也有一些需要注意的地方。比如《本草经疏》中说，"虚阳易举，梦遗不止，便赤口干，强阳不痿"等症，则不宜服用淫羊藿，简单来说，阴虚而相火易动的患者则不适宜服用淫羊藿。

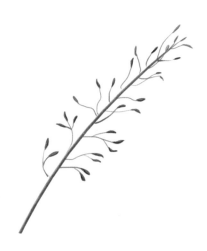

牛蒡子
——带刺的果实会治病

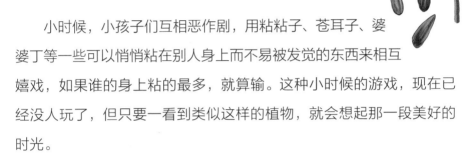

　　小时候，小孩子们互相恶作剧，用粘粘子、苍耳子、婆婆丁等一些可以悄悄粘在别人身上而不易被发觉的东西来相互嬉戏，如果谁的身上粘的最多，就算输。这种小时候的游戏，现在已经没人玩了，但只要一看到类似这样的植物，就会想起那一段美好的时光。

　　粘粘子其实有一个正宗的学名——牛蒡子，在历代本草中也有别的名字，比如恶实、大力子、鼠粘子等。之所以叫恶实，是因为它的果实状恶而多刺钩。牛蒡子是菊科二年生草本植物，多野生于路旁、沟边、荒地、山坡向阳草地、林边和村镇附近，也可栽培。

　　牛蒡子一般在秋季果实成熟时采收果序，晒干后，打下果实，除去杂质，再晒干后即可入药。牛蒡子入药一般是生用或炒用或酒制。生用只需拣去杂质，筛去泥屑即可；炒用一般是将干净的牛蒡子放在锅内，用文火炒至微鼓起，外面呈微黄色并略有香气时取出，放凉即可；酒制这种方法，正如《雷公炮炙论》中所说，取干净没有杂质的牛蒡子，"然后用酒拌蒸，待上有薄白霜重出，用布拭上，然后焙干，别捣如粉用"。

　　牛蒡子是一种极其常用的中药材，且应用范围也比较广泛。中医

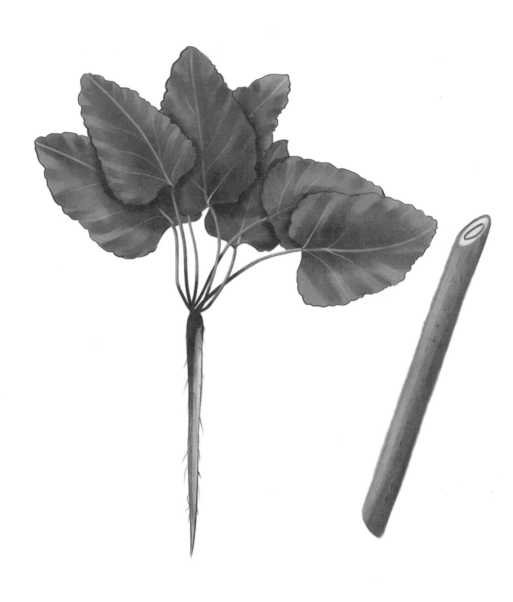

认为，牛蒡子味辛、苦，性寒；归肺、胃经；具有疏散风热、宣肺透疹、解毒利咽等作用；适用于风热感冒、咳嗽痰多、麻疹、风疹、咽喉肿痛、痄腮、丹毒、痈肿疮毒等症；一般用量为 6~12 克。

牛蒡子这味药，药性奇妙，而且配伍广泛，只要恰当配伍，往往药效神奇。比如与浮萍配伍，可以起到宣散风热、透发疹毒、祛风止痒的作用，适用于治外感风热、咽喉肿痛等症，或者麻疹透发不畅诸症以及风热隐疹瘙痒等症。

牛蒡子与山药搭配，更为奇妙，因为二者配伍，一补一清，清补合法，能够使宣肺气、清肺热、健脾胃、祛痰止咳的力量增强，适用于脾胃不健、肺气虚弱、痰湿内生、停阻气道所导致的胸膈满闷、咳嗽气短、喉中水鸡声、身倦乏力等症，如果是慢性支气管炎、支气管哮喘偏于虚者也是可以使用的。

牛蒡子与连翘搭配在一起，药性并走于上，可使清热解毒、消炎止痛、祛风止痒、宣透疹毒的力量增强，适用于热聚上焦所致的口舌生疮、牙龈肿痛、咽喉肿痛等症，痈肿疮疡诸症以及风热痒疹、斑疹等症。

牛蒡子在解决咽喉方面的问题时，搭配也是五花八门，比如牛蒡子与玄参相须为用，搭配起来可以使解毒利咽的作用倍增，适用于外感发热所致的咽喉红肿疼痛，如急性扁桃体炎、咽喉炎等症；比如牛蒡子与甘草搭配，适用于肺经风热或肺经郁火，热毒上炎所致的咽喉肿痛，如急性咽炎、扁桃体炎等症；又比如牛蒡子与薄荷搭配，可以使疏风、清热、利咽的力量增强，可以用来治疗外感风热；还比如牛蒡子与桔梗搭配，可以使疏风宣肺的功能大增，适用于外感风热、咳嗽咯痰不利及咽喉肿痛等症。

牛蒡子在临床使用时需要注意，因牛蒡子能滑肠，所以气虚便溏者忌用。在《本草经疏》中记载，"痘疮家惟宜于血热便秘之证，若气虚色白大便自利或泄泻者，慎勿服之"。但在用于痧疹之症时不忌泄泻，用之无妨，如果是痈疽已溃，非便秘不宜服用。

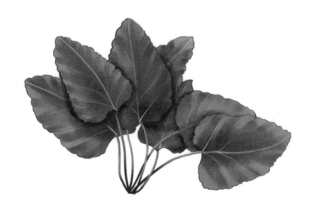

鹅不食草

——人食可治病

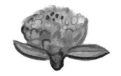

　　小时候，邻居家养鹅，我们与邻居家孩子都喜欢那几只鹅，时常会给鹅喂吃的，但有一次给鹅喂一种草，鹅居然不吃，当时我们觉得很奇怪，还以为鹅耍脾气呢。

　　回家后跟爷爷说这个情况，爷爷笑哈哈地说："这不是鹅耍脾气，而是你们采的草叫'鹅不食草'。"我当时就更好奇了，鹅不食草有什么特殊吗？为啥鹅不吃呢？爷爷告诉我，为什么鹅不吃这种草目前还是个谜，但是关于鹅不食草却有一些故事。

　　据说在很久以前，有个孩子患了鼻渊的病证，长年鼻塞、流黄脓鼻涕，而且臭烘烘的，其他孩子都不愿意和他一起玩。在这么孤独的环境里，只有家里的一群鹅成为他童年的玩伴。有一天，他赶着一群鹅到山边去玩耍，看见鹅什么草都吃，唯独一种草不仅不吃，还低头闻闻之后就跑开了。这让这个孩子觉得奇怪，于是他走近看看那是什么草。他拾起一株草闻了闻，觉得也没什么奇怪啊，然而令他感到奇怪的是他的鼻子却突然通气了。那孩子于是把这个草揉成团，塞在鼻孔里，没多久，他的鼻子就不再流浓臭鼻涕了。这种草他也不知道名字，只知道鹅不吃这个草，于是就给它取名为"鹅不食草"。

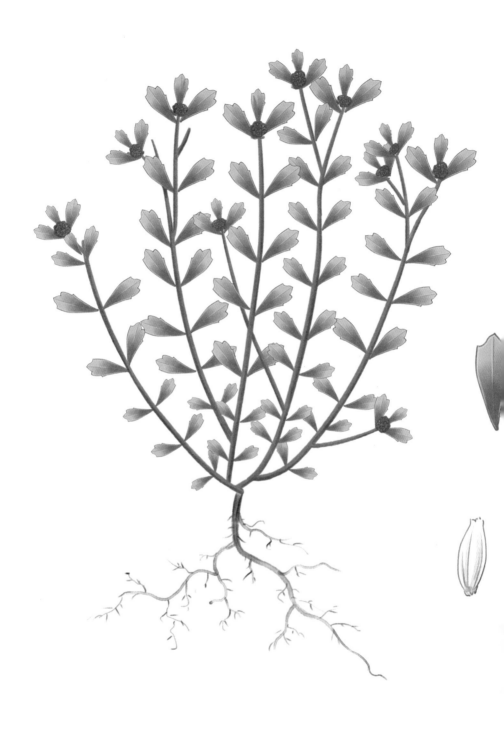

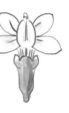

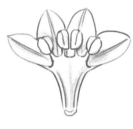

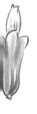

鹅不食草是菊科石胡荽属多年生草本植物，味辛性温，归肺经，具有发散风寒、通鼻窍、止咳等作用，适用于风寒头痛、咳嗽痰多、鼻塞不通、鼻渊流涕等症。一般内服用量为 0.5~2 克，用龙眼肉包裹或装入胶囊吞服；外用适量。

鹅不食草治疗鼻渊，可以用新鲜的鹅不食草塞鼻；治疗伤风感冒鼻塞，可用新鲜或干品鹅不食草搓揉，嗅其气，即打喷嚏，每日二次即可。如果是咳嗽痰喘，可以用鹅不食草研汁和酒调服。

鹅不食草也是眼科良药，对于目赤肿胀、羞明昏暗、隐涩疼痛、眵泪风痒、鼻塞头痛、外翳扳睛等症，可用鹅不食草二钱，青黛、川芎各一钱，共研为末。先含水一口，取药末如米大一小撮，嗅入鼻内，以泪出为度。（注: 1 钱 ≈ 3.72 克）

鹅不食草还是治疗疮痈的良药。对于一切肿毒，可以用鹅不食草一把，穿山甲（烧存性）2.1 克，当归尾 10 克，共捣烂，加酒一碗，绞汁服，并用药渣敷在患处。对于痔疮肿痛，可以用鹅不食草捣烂取汁，涂患处。

紫花地丁
——天然抗生素

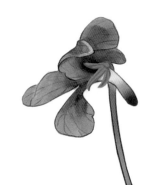

　　小时候的那段时光非常快乐，主要是因为田园山水、风光无限。故乡的田野以及山坡上，有着各种各样的野果和野花，一到花开时节，漫山遍野姹紫嫣红；一到果熟时节，树上枝头硕果累累。这样的环境的确令人流连忘返。

　　在年少时，我们都是一群喜欢野花野草的孩子，只要有野花野草的地方，我们都喜欢去玩。当然，最主要的是一边放羊，一边玩耍。比如，车前草、蒲公英、狗尾巴草、茅草、桔梗、马齿苋等野草，我们都比较熟悉。

　　小时候尤其喜欢开着紫色花朵的植物，犹记得桔梗花、党参花含苞待放时，我们总喜欢用手捏破那还未来得及开放的花骨朵，而每捏一次，就会发出一种令人陶醉的声响，就好比踩雪的声音，格外动听。但在众多紫色花中，有一种被称为野堇菜或者地丁的植物，更是备受青睐。

　　后来听爷爷讲，这种紫色的地丁草，是堇菜科堇菜属多年生草本植物，中医称之为紫花地丁，味苦、辛，性寒；归心、肝经；具有清热解毒、凉血消肿等作用；适用于疔疮肿毒、痈疽发背、丹毒、毒蛇咬伤

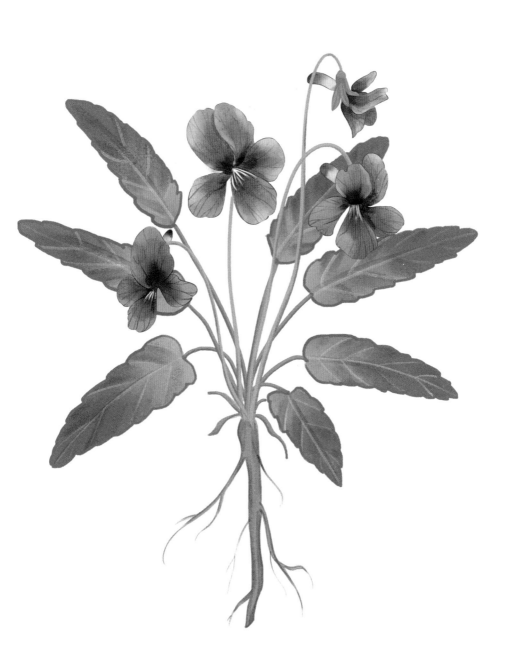

等症；一般内服用量为 15~30 克，外用鲜品适量，捣烂敷患处即可。

紫花地丁多生于田间、荒地、山坡草丛、林缘或灌丛中。一般 5 月至 6 月间果实成熟时采收全草，将全草除去杂质，用水洗净，切成小段，晒干后可以入药。一般可放在干燥的容器内，置于阴凉干燥处，防潮。

紫花地丁在临床上应用也比较多，但在治疗各种疔毒痈疮、红肿热痛等症方面尤其在行。一般可以用紫花地丁鲜品捣汁内服，并用药渣外敷患处；或者与金银花、蒲公英、野菊花配合使用，效果更好。紫花地丁在消肿散结方面作用也比较好，对于颈项瘰疬结核等症，可与夏枯草、玄参、贝母、牡蛎相等药配合使用。

紫花地丁的清热解毒、凉血消肿作用较好，可以说是天然的抗感染良药，可用于全草治疗痈疖、乳腺炎、咽炎、扁桃体炎、黄疸型肝炎、咽喉炎、眼结膜炎、疔疮肿毒、肠炎、毒蛇咬伤等症。但阴疽漫肿无头及脾胃虚寒的患者需要慎服。

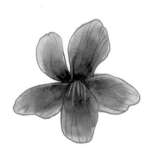

鸦胆子
——除疮去腐抗感染

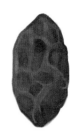

　　记得小时候，皮肤上比较喜欢长瘊子，虽然初起时没什么异常感受，但要是受到挤压则局部有疼痛感，或碰撞、摩擦时易出血。但这个瘊子有个特点，就是肤生赘疣，初如赤豆，状似花蕊，日久自落，所以又称为千日疮。

　　当时听到爷爷说这个瘊子又叫千日疮，心里很是害怕，这要长好几年，怎么受得了？尤其是这个瘊子比较好发于手指、手背、甲缘及足部、面部、脖子、前胸、后背等部位，多难看啊！就在惆怅的时候，爷爷说不要急，他找来一个野果，把野果的外皮去掉，取里面的白仁，杵为细末，用烧酒和涂少许，不久就好了。这个野果就是鸦胆子。

　　鸦胆子是苦木科鸦胆子属常绿灌木或小乔木，一般多生于旷野或山麓灌木丛中或疏林中，但它也是一味治病的中药。中医认为，鸦胆子，味苦，性寒；有小毒；归大肠、肝经；具有清热解毒、截疟、止痢等作用，外用可以腐蚀赘疣；适用于痢疾、疟疾、赘疣、鸡眼等症。一般用量为0.5~2克，在使用时可用龙眼肉包裹或装入胶囊吞服；外用适量。

　　鸦胆子对于痢疾的治疗可谓是疗效颇佳。比如用鸦胆子（去壳，捶去皮）5克，文蛤（醋炒）、枯矾、川黄连（炒）各1.5克。糊丸，

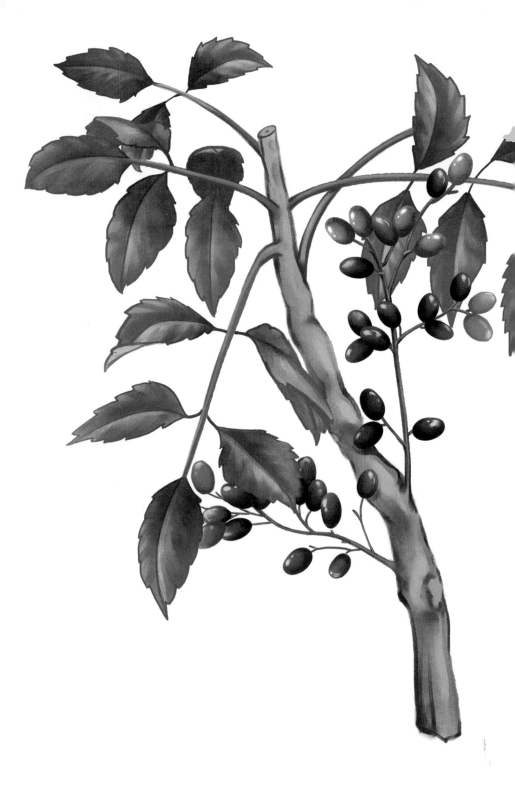

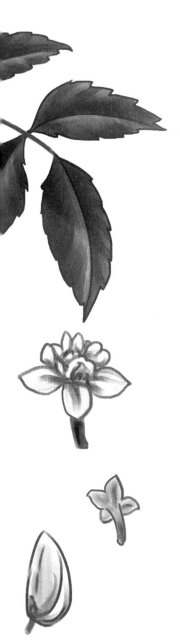

朱砂为衣，用龙眼肉包着吞服。又比如热性赤痢以及二便因热下血，也可以用鸦胆子（去皮），每次服用 1~2 粒，白糖水送下。还比如痢疾日久，脓血腥臭，肠中欲腐，兼下焦虚惫，气虚滑脱等症，可以用生山药（轧细）50 克，三七（轧细）10 克，鸦胆子（去皮）5 粒，先将山药煮作粥，喝粥时送服三七粉、鸦胆子粉各 1 克。

鸦胆子除了治疗痢疾之外，还是一味妇科良药。尤其是对于滴虫性阴道炎有一定的辅助治疗作用。具体用法是将 20 个鸦胆子去皮后，用 500 毫升水煮去 300 毫升，去掉药渣，将药汁过滤后，冲洗阴道，每天 1~2 次。

鸦胆子还是治疗鸡眼和胼胝的中药。具体用法是，先用热水烫洗患处，待鸡眼发软后用小刀削去隆起处及表面硬的部分，贴上剪孔的胶布，孔的大小与病变相等，再将捣烂的鸦胆子盖满患处，并用胶布敷盖，每隔 6 天换药 1次，一般 3 次即可痊愈。

需要注意的是，鸦胆子这味中药是有一定毒性的，所以在临床上尤其需要谨慎使用。一般来说，这个药对胃肠道及肝肾均有损害，内服需要严格控制剂量，不宜多用或者久服。当然，在外用时注意用胶布保护好周围的正常皮肤，以防止对正常皮肤的刺激。除此之外，孕妇及小儿需慎用；胃肠出血及肝肾病患者，应忌用或慎用。

现代相关研究表明，成人服用 12 粒鸦胆子即可能出现药物中毒。鸦胆子中毒时的临床表现主要为恶心、呕吐、食欲不振、头昏、乏力、腹痛、便血、胃肠道充血、尿量减少、体温增高、眼结膜充血、四肢麻木或瘫痪、昏迷、抽搐等。出现鸦胆子中毒后，应早期催吐、洗胃，口服牛奶或蛋清，酌用泻药，并及时送往医院进行相应的抢救。

对于鸦胆子中毒的原因主要是用量过大或者口服时直接吞服或嚼服，所以在使用鸦胆子的时候，一定要严格掌握好用量，并按照正确的方法服用，以保证用药安全。

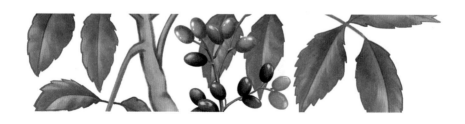

大蓟
——止血消痈的圣药

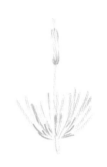

　　小时候，我经常跟着爷爷去割猪草，记得庄稼地里有一种叫作"刺儿菜"的野草，猪比较爱吃，但唯一不好的是这种草往往容易刺手，有时候还会扎得手上流血。在当时，尽管猪喜欢吃刺儿菜这样的野草，但我还是不太愿意采集。

　　但有一次，我们在庄稼地里割猪草，由于天气太热，我突然流鼻血了，当时我吓得哇哇大哭，爷爷看到了赶紧在身边采摘几片刺儿菜的嫩叶，揉成小团后，塞在我鼻孔里，不过几分钟，鼻血就止住了。这个时候我才对这个刺儿菜有了一些好感。

　　刺儿菜开着淡紫色管状花，远远望去也是一道亮丽的风景。但有一次在山野里看到了一种类似刺儿菜的野草，我出于好奇就把它采摘回来了，不过初次采摘这种野草比采摘刺儿菜要惨，手差点被扎成筛子。回来后，我问爷爷这个跟刺儿菜相似的野草是什么。

　　爷爷看到我采摘的野草后，告诉我这种野草叫作大蓟，而刺儿菜叫作小蓟，它们都是菊科蓟属多年生草本植物，说得形象一点，它们俩就像是两姐妹。它们的生长环境略有一些不同，小蓟多生于山坡、河旁或荒地、田间，而大蓟多生于山野、路旁和荒地。它们的作用也有一

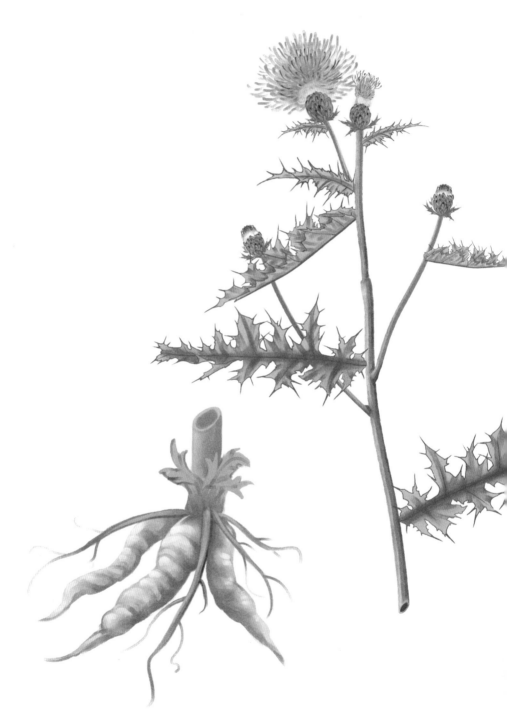

些类似，尤其是都长于凉血止血。

那么，大蓟究竟有些什么特性呢？中医认为，大蓟味甘、苦，性凉；归心、肝经；具有凉血止血、散瘀解毒消痈等作用；适用于衄血、吐血、尿血、便血、崩漏、外伤出血、痈肿疮毒等症。一般内服用量为9~15克，外用鲜品适量，捣烂敷患处即可。

大蓟在止血方面的功效比较独特，几乎可以治疗各种出血。一般来说，用大蓟全草和根，捣烂绞汁，每次服用一小杯，频频服用，可以治疗口干、吐血、鼻出血等症；用大蓟鲜的根洗干净后，捣碎，加水煎服，可以治疗咯血、小便热涩、疼痛、尿血等症；若将大蓟与艾叶、白鸡冠花子、黄柏等药联合使用，可以治疗女性带下、崩漏等症。

大蓟除了止血的作用之外，还可以解毒消痈。比如痈疮热毒、疥癣湿痒，可以用大蓟水煎内服或鲜品捣烂外敷。又比如跌打损伤、疼痛不止，可以用新鲜的大蓟叶榨汁，加白酒饮用。还比如漆疮、汤火烫伤、疔疖、疮疡、红肿疼痛等症，可以采摘新鲜的大蓟根，用冷开水洗净后捣烂外敷。

大蓟这个中药一般在夏、秋二季花开时采割地上部分，或秋末挖根，除去杂质，晒干后即可药用，也可以将大蓟切成小段，照炒炭法炒至表面焦黑色使用。大蓟这个药虽然凉血止血、解毒消痈作用较好，但对于脾胃虚寒、没有瘀滞、血虚过度的患者则不宜使用。

山茱萸

——滋肝补肾的果子

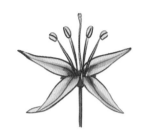

　　小时候，我比较喜欢吃水果，尤其是山林里各种野果，只要一到成熟季节，我们都会两三个伙伴儿，跋山涉水也乐此不疲。但在众多野果中，有一种叫羊奶子的野果，令我印象尤其深刻，主要是那个酸爽的味道，令人难以忘怀。

　　然而，有一天我去采摘野果的时候，发现一种外表很像羊奶子的野果，就摘下一颗尝尝鲜，没想到放进嘴里感觉虽然很酸爽，但与羊奶子还是有不少差别。于是采摘一些回来让爷爷帮忙看看，爷爷看到我采回来的果子，说这是一种叫枣皮的野果。

　　后来我学医之后，才知道这种叫枣皮的野果，学名叫山茱萸。山茱萸是山茱萸科山茱萸属落叶小乔木的果实，是一种滋补肝肾的中药。中医认为，山茱萸，味酸、涩，性微温；归肝、肾经；具有补益肝肾、收涩固脱等作用；适用于眩晕耳鸣、腰膝酸痛、阳痿遗精、遗尿尿频、崩漏带下、大汗虚脱、内热消渴等症。一般用量为6~12克。

　　为什么乍一看，会以为是羊奶子呢？从果子外形来看，还真有些相似，这在古代名医陶弘景时代，都有过类似记载，"山茱萸出近道诸山中。大树子、初熟未干，赤色如胡颓子，亦可啖。既干，皮甚薄，当

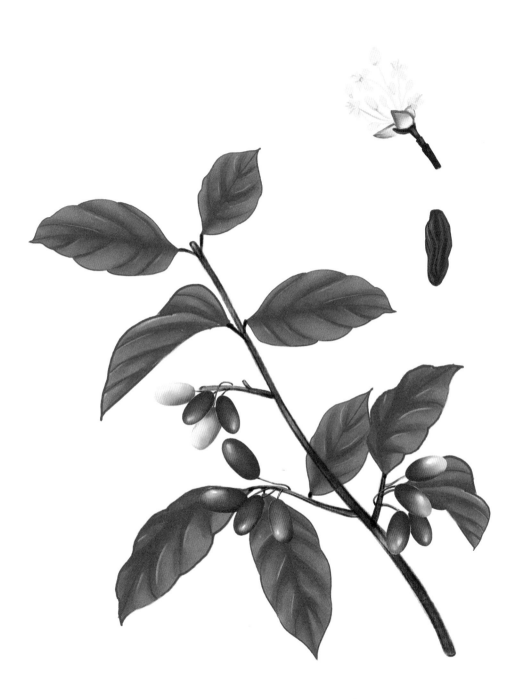

以合核为用尔"。

山茱萸需要进行炮制后才能临床使用。而山茱萸的炮制，一般分为三种，第一种是基本炮制，洗净，除去果核及杂质，晒干即可。第二种是酒制，取净山萸肉10斤，用黄酒2斤拌匀，密封在容器内，放在水锅中，隔水加热，炖至酒吸尽，取出，晾干即可，这种叫酒山萸。第三种炮制方法就是蒸，把洗干净的山茱萸放在笼屉内加热蒸黑为度，取出，晒干即可，这种叫蒸山萸。

山茱萸在临床运用时，除了炮制之外，还有一个很重要特点，那就是配伍。比如，山茱萸与熟地、枸杞子、菟丝子、杜仲等配伍，适用于肝肾不足所导致的头晕目眩、耳鸣、腰酸等症；山茱萸与熟地、菟丝子、沙苑、蒺藜、补骨脂等配伍，可以治疗由肾阳不足引起的遗精、尿频、遗尿以及虚汗不止等症；山茱萸与熟地、当归、白芍等配伍，可以治疗妇女体虚、月经过多等症；山茱萸与防风、黄芪等配伍，可以治疗自汗、盗汗等症；山茱萸与枸杞子、女贞子等药配伍，可以治疗头晕耳鸣等症。

总体来说，山茱萸的主要作用是补益肝肾、收涩固脱，但对于命门火炽、强阳不痿、素有湿热、小便淋涩的患者来说，还是不要服用为好。

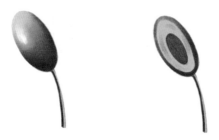

马鞭草
——女性健康守护神

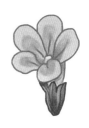

　　小时候的山野生活，着实让人难忘，跟着小伙伴们在山坡上放羊，在溪边翻螃蟹，摘一些狗尾巴草制作玩具，掏鸟窝、抓知了……每当想起那段美好的童年记忆，心里总是美滋滋的。但是最主要的还是在小时候，认识了很多花花草草。

　　记得有一次跟着爷爷出去玩，在路边看到一种比较有意思的野草，它的花穗形似马鞭状，在夏秋之间会开淡紫色唇形花朵，无论是远望还是近观，都觉得很美。要是采摘一些马鞭草的花编成花环，戴在女孩头上，很有点公主模样。

　　记得那时候爷爷跟我讲解马鞭草，说它是马鞭草科马鞭草属多年生直立草本植物，而且还有很多其他的名字。那时候爷爷问我，马鞭草还有一个美丽的名字和一个霸气的名字，想先听哪一个。我说先听比较美丽的名字吧，这个美丽的名字是凤颈草；而比较霸气的名字叫龙牙草。

　　当然，马鞭草不仅仅是路边的野花野草，还是一味作用比较广泛的中药材。中医认为，马鞭草味苦性凉，归肝、脾、肾经，具有活血散瘀、解毒、利水、退黄、截疟等作用，适用于癥瘕积聚、痛经经闭、喉痹、

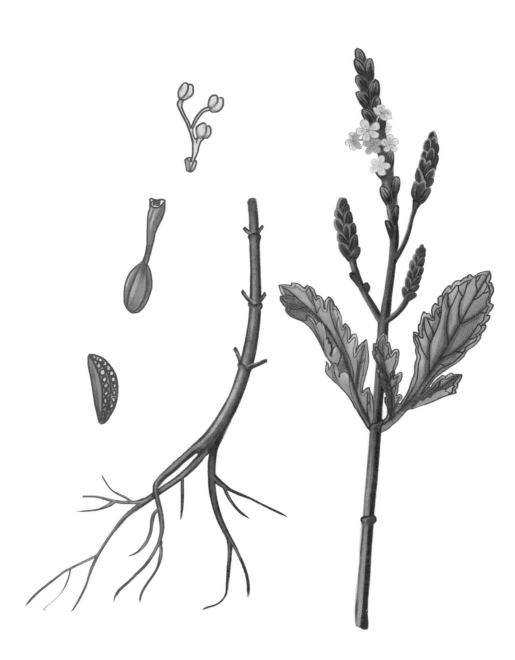

痛肿、水肿、黄疸、疟疾等症，一般用量为 4.5~9 克。

　　马鞭草这味药对女性健康的作用是比较大的。比如说女子的闭经，可以用马鞭草的根和苗 50 克，研为细末后加水 500 毫升煎成 100 毫升，去渣，熬成膏，每次服用 1.5 克，温酒化开后服用，每天两次。又比如女子的痛经，凡是症状较轻的，可以用马鞭草和益母草各 30 克，煎水服，一般在月经前三天开始喝，效果较好。对于女子的乳痈，可以用马鞭草一把、酒一碗、生姜一块，共捣烂取汁内服，将药渣敷在患处。

　　马鞭草除了是女性健康的守护神之外，还扮演着多重角色。比如治疗每年困扰几百万人的疟疾，可以用马鞭草捣汁 30 克，加酒 12 克，分两次服用。而治疗痢疾，可以用马鞭草 60 克，土牛膝 15 克，将两味药用清水洗净，水煎服，每天数次。治疗牙周炎，可以用马鞭草 30 克切碎，水煎服，每天 3 次。治疗内外痔疮，用马鞭草的干根 30 克，猪大肠一段，用开水炖服，每日一次。

　　马鞭草虽然是女性健康的守护神，但由于它有活血散瘀的作用，所以孕妇是不能使用的。除此之外，在《本草经疏》中记载着，"病人虽有湿热血热证，脾阴虚而胃气弱者勿服"。在《本草从新》中也有"疮证久而虚者，斟酌用之"的记载。另外，还有一些人服用马鞭草后会有恶心、头昏、头痛、呕吐和腹痛等反应，如果症状较轻的话，停药后症状会消失，如果比较严重，应及时去医院治疗。

天麻
——头晕风湿之妙药

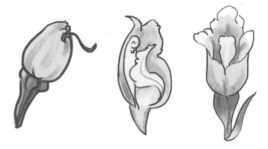

记得小时候，妈妈经常头晕，在当地拜访了一位老中医，当时那个老中医给妈妈把了把脉，然后就说回家弄点天麻喝喝就会好的。妈妈回家后，就找了一些天麻，结果还真不错，喝了一阵子的天麻后，头晕就好了。

在那个时候，我们家里其实还种植天麻，但是就药用效果来说还是野生的更好。天麻是兰科天麻属多年生草本植物，一般生于腐殖质较多而湿润的林下，向阳灌丛及草坡亦有，人工也可栽培。天麻一般以干燥的块茎入药，大多在春、冬两季采挖，冬至以前采挖者称"冬麻"，效果会好一些；立夏之前采挖者称"春麻"，效果要差一些。采挖后洗净，用竹刀刮去外皮或用谷壳擦去外皮，蒸透，用无烟火烘干后即可入药。

天麻这种植物其实比较独特，从它的别名中就可以看出，由于天麻的茎是红色的，似细箭杆，所以又称之为赤箭；天麻独茎而叶攒其端，无风自动，所以又有独摇草的别名；天麻祛风的作用比较好，所以又称之为定风草；除此之外，天麻还有离母、合离草、神草、鬼督邮、木浦、明天麻、白龙皮等别名。

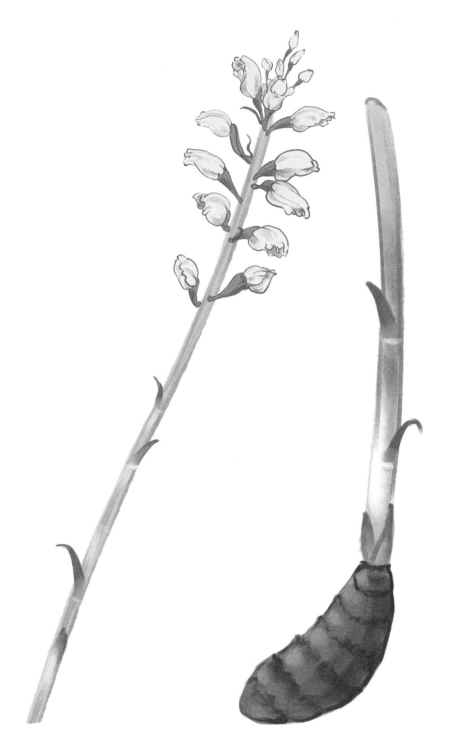

天麻为什么能够治疗头晕呢？主要还是在于天麻的平肝祛风的作用，尤其适合于内风所致的头晕。那么，内风引起头晕有哪几种类型呢？比如，肝阳上亢型，临床上经常是头痛和头晕同时出现；痰浊中阻型，临床上经常感觉头偏沉；肾虚型，临床上多以头痛、头晕等症为主时，还伴有记忆力减退的症状。然而，天麻虽是治疗头晕的良药，但如果是感冒引起的头痛、头晕就不合适。

那么，天麻究竟有什么样的作用呢？不妨来看看中医怎么说。中医认为：天麻味甘性平；归肝经；具有息风止痉、平抑肝阳、祛风通络等作用；适用于小儿惊风、癫痫抽搐、破伤风、头痛眩晕、手足不遂、肢体麻木、风湿痹痛等症；一般用量为 3~9 克。

天麻其实不仅仅是治疗头痛、头晕的良药，在治疗风湿疼痛上也是颇具功力。比如天麻人参酒就可以治疗关节痛、腰腿痛、四肢麻木等症。那么这个药酒怎么制作呢？取天麻、川牛膝各 210 克，黄芪 175 克，穿山龙 70 克，红花 10 克，人参 40 克，放入白酒 1000 毫升中，密封浸泡一个月，每次内服 5 毫升，并用适量药酒外擦患处。

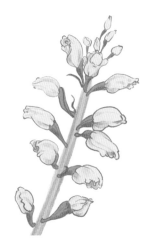

仙鹤草

——止血的"大内高手"

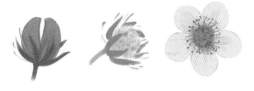

前不久，我回了一趟老家，然后几个小侄子嚷着要我带他们去山坡上采摘野果，看到活泼可爱而又调皮捣蛋的小侄子们，仿佛就回到了自己的童年时期。在带他们去采摘野果后回到家，我却发现裤腿上粘了一些野草的种子。

我正在用手摘下裤腿上野草种子的时候，几个小侄子就说，还是植物妈妈有办法，蒲公英只要轻轻一吹，就飞到了五湖四海；苍耳子只要人或动物从它身边路过，就会被带到更远的地方。而我发现裤腿上的这些野草种子虽然不是苍耳子，但是传播种子的方法跟苍耳子类似。

我回来后，仔细查询了一下本草图书，发现原来粘在裤腿上的野草种子是仙鹤草的种子。提到仙鹤草，很多人就会觉得有点人间仙草的感觉，或许会草如其名呢！但是，真正神奇的还不是这个名字，它的另一个名字更是神奇，名唤龙牙草。

仙鹤草是蔷薇科龙牙草属耐寒多年生草本，通常生长于野生山坡、路旁或水边，也有人工栽培。仙鹤草一般在夏、秋间枝叶茂盛而未开花时，割取全草，洗净泥土，除去杂质，晒干后入药，也可在秋季或春季萌芽前挖取根茎，除去老根，留根芽，洗净晒干入药。

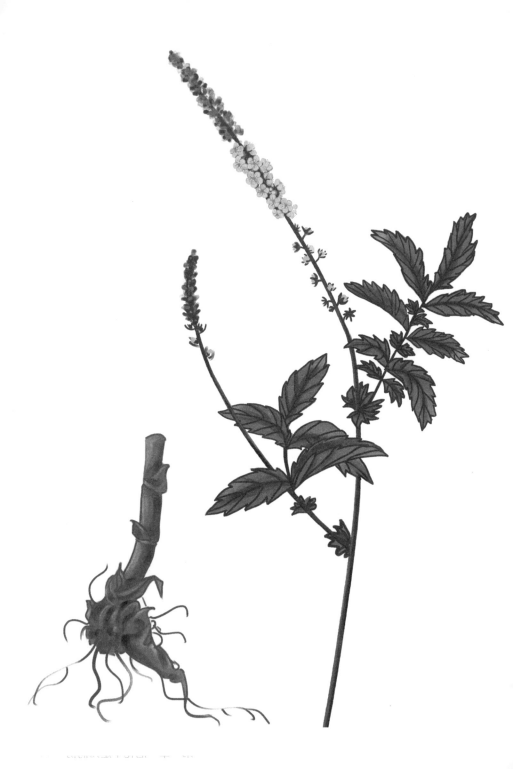

仙鹤草其实并不是什么人间仙草，而是一味很普通的中药材。中医认为，仙鹤草味苦、涩，性平；归心、肝经；具有收敛止血、截疟、止痢、解毒、补虚等作用；适用于咯血、吐血、崩漏下血、疟疾、血痢、痈肿疮毒、阴痒带下、脱力劳伤等症，一般内服用量为 6~12 克，外用适量。

从仙鹤草的功效来看，尤其是止血方面的"大内高手"，比如肺痨咯血，可以用新鲜仙鹤草 30 克或干仙鹤草 18 克、白糖 30 克，先将仙鹤草捣烂，加冷开水半碗，搅拌均匀，榨取液汁，再加入白糖，一次服用。比如治疗吐血，可以用仙鹤草、鹿衔草、麦瓶草，水煎服。如治疗鼻血及大便下血，可以用仙鹤草、蒲黄、茅草根、大蓟等药水煎服。治疗赤白痢疾以及咯血、吐血等症，可以用仙鹤草 9~18 克，水煎服。

仙鹤草在治疗妇科疾病方面也是比较在行的。比如治疗妇人月经或前或后，有时腰痛、发热、气胀等症时，可以用仙鹤草 6 克、白芍药 9 克、川芎 4.5 克、香附 3 克、红花 0.6 克，水煎兑酒服用；如果兼有月经颜色紫黑的，可以酌情加入适量的苏木和黄芩；如果兼有腹痛的，可以酌情加入延胡索、小茴香等药。治疗赤白带下或兼白浊，可用仙鹤草 10 克、马鞭草根 3 克、黑锁梅根 6 克，水煎后兑酒服用。

仙鹤草除了内服之外，外用也是一味良药，在痈、疔、疮以及阴道滴虫方面，可以用干品 15~30 克煎浓汁及熬膏涂患部，也可用鲜草 50~100 克捣烂外敷。

鹿活草
——不仅仅是草药传奇

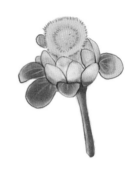

　　记得小时候，我们总是那么爱听故事，而爷爷是满腹经纶，且喜欢讲一些故事哄小孩子开心。有一次他跟我们讲了一个荒诞绝伦而又妙趣横生的故事。讲的是宋代元嘉年间，青州有一个叫刘炳的人，在一次打猎的过程中，他射到一头鹿，他剖去鹿的五脏，把一种草塞了进去，没想到那鹿竟然神奇般地站起来了。于是刘炳秘密地将这种草带回家栽种，用来治疗断折之伤。因这个草能活鹿，所以称其为鹿活草或活鹿草，由于是刘炳遇到的，所以又称"刘炳草"。

　　当我们听到这个故事的时候，无不瞠目结舌，这个鹿活草竟然有起死回生之神效啊，那么这个草真有这么神奇吗？面对满脸疑惑的我们，爷爷说，这个鹿活草的确有止血的作用，但起死回生完全是传说。

　　当后来学习本草著作中，发现这个鹿活草就是天名精，是菊科天名精属多年生草本植物，早在《唐本草》中就有"天名精，鹿活草是也"的记录。《名医别录》认为，鹿活草一名天蔓荆，南人名为地菘，叶与蔓荆、菘菜相类，故有此名。其味甘辛，故有姜称。状如蓝，而蛤蟆好居其下，故名蛤蟆蓝。香气似兰，故又名蟾蜍兰。

　　对于鹿活草的特征，在《本草纲目》中就有详细记载，"天名精嫩

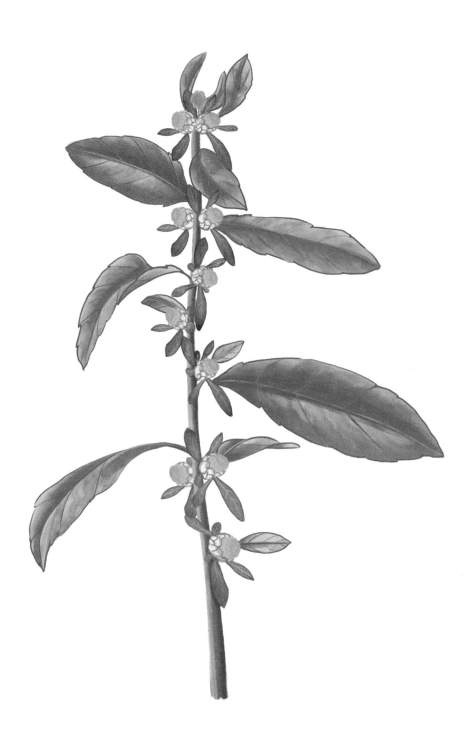

苗绿色，似皱叶菘芥，微有狐气。淘净炸之，亦可食。长则起茎，开小黄花，如小野菊花。结实如茼蒿，子亦相似，最黏人衣，狐气尤甚。炒熟则香，故诸家皆云辛而香，亦巴人食负，南人食山柰之意尔。其根白色，如短牛膝"。鹿活草一般生于山坡、路旁或草坪上，7~8月采收，洗净，鲜用或晒干。

对于鹿活草的功效，在《本草纲目》中也有记载，即"天名精，并根苗而言也，地菘言其苗叶也，鹤虱言其子也。其功大抵只是吐痰，止血，杀虫，解毒，故擂汁服之，能止痰疟，漱之止牙疼，捋之敷蛇咬，亦治猪瘟病也"。基本上简明扼要地将鹿活草的功效做了提炼。

综合历代中医对鹿活草的论述与记载，可以对鹿活草的功效主治做一个简单的梳理。一般来说，天名精味辛性寒；归肺、肝经；具有清热解毒、祛痰、杀虫、凉血止血等功效。适用于乳蛾、喉痹、湿热黄疸、疟疾、虫积、血淋、皮肤痒疹等症。一般用量为10~15克。

鹿活草除了具有清热解毒、祛痰、杀虫、凉血止血等功效之外，还是治疗牙痛的良药。据《集验方》记载，"余牙痛大作，一人以草药一捻，汤泡少时，以手蘸汤揾痛处即定"，《本草纲目》也认为"漱之止牙疼"，也就是说用鹿活草煎汤漱口是可以治疗牙痛的。

鹿活草的临床应用其实也挺广泛，但就是能否活鹿还是一个谜。当然，这样具有传奇色彩的中药，在临床使用时也不是"包治百病"，总有一些情况不适合。正如《本草经疏》所说的那样，"脾胃寒薄，性不喜食冷，易泄无渴者勿服"鹿活草。

牛膝
——房前屋后的药草

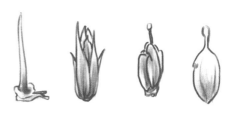

　　前不久回老家一趟，看到房前屋后的野草仍旧生机勃勃，其中不乏有很多当年爷爷亲自栽培的药材，每每看到这般景象时，无不想起儿时那段美好的时光。那个时候，听爷爷讲讲植物的故事，同时还给我们普及一些中草药的知识。对于每一种中药材，都有属于它们独特的故事。然而，有一味名唤牛膝的中药，由于它具有补肝肾、强筋骨的作用，爷爷会用它来泡酒喝，治疗风湿疼痛、关节不利等症。

　　牛膝是苋科牛膝属多年生草本植物，由于它的茎有节，类似牛的腿膝，所以有牛膝之称，还有百倍、牛茎、牛磕膝、接骨丹、牛盖膝头等别名。牛膝这味中药多生长在屋旁、林缘、山坡草丛中，一般秋季采收，先割取地上茎叶，依次将根挖出，剪除芦头，去净泥土和杂质，扎把，晒干后即可入药。

　　对于牛膝的药性，早在《神农本草经》中就有记载，认为牛膝"主寒湿痿痹，四肢拘挛，膝痛不可屈，逐血气，伤热火烂，堕胎"；而在《本草纲目》中则对牛膝的药性做了进一步补充，认为牛膝可以"治久疟寒热，五淋尿血，茎中痛，下痢，喉痹，口疮，齿痛，痈肿恶疮，伤折"等症。

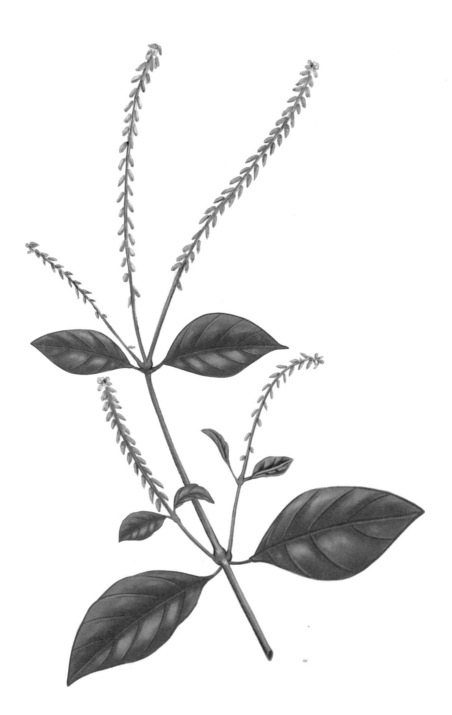

一般来说，牛膝味苦、甘、酸，性平；归肝、肾经；具有逐瘀通经、补肝肾、强筋骨、利尿通淋、引血下行等作用；适用于经闭、痛经、腰膝酸痛、筋骨无力、淋证、水肿、头痛、眩晕、牙痛、口疮、吐血、衄血等症；一般用量为 4.5~9 克。

对于牛膝的临床运用，一般分为生用和酒制，二者在药性上也会有所差别。正如《药品化义》中所说，牛膝"生用则宣，主治癃闭管涩、白浊茎痛、瘀血阻滞、癥瘕凝结、妇人经闭、产后恶阻"等症，主要是"取其活血下行之功也"；牛膝酒制之后的作用与生用则有所差别，"酒制熟则补，主治四肢拘挛、腰膝腿痛、骨筋流痛、疟疾燥渴、湿热痿痹、老年失溺"等症，主要是"取其补血滋阴之功也"。

牛膝作用广泛，生用酒制各有千秋，但在临床中也有它的不适用的情况。比如《得配本草》认为"中气不足，小便自利"之人不宜使用牛膝；《药品化义》认为，"若泻痢脾虚而腿膝酸痛不宜用"牛膝；《本草通玄》认为"梦遗失精"之人不宜用牛膝；《本草正》认为"脏寒便滑，下元不固"之人不宜用牛膝；另外，月经过多、经闭未久、血崩不止者，以及孕妇，均不适宜用牛膝。

杜仲

——隐藏在民间的良品

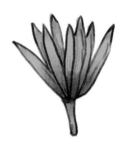

　　记得小时候那会儿，我们刚刚去寄宿学校读书，一般都是两三好友睡一个床铺，但如果谁要是患上了遗尿症的话，那估计没几天就没人愿意跟他睡了。而遗尿这个问题，却成了多少人小时候的噩梦，被人嘲笑不说，最主要的是那种内疚感，让人久久无法释怀。

　　后来，我回来和爷爷聊到了这个话题，爷爷告诉我说，对于那些遗尿的儿童其实不应该责怪他们，也不应该嘲笑他们；而遗尿的儿童，既不要感到自责，也不要感到内疚，这是一种疾病，及时治疗才是上策。一般来说，这种情况大多是由于肾虚引起的，治疗方法离不开补肾固摄等方法。

　　其实提到补肾，浮现在人们脑海里的中药或者方子会有很多，比如菟丝子、枸杞子、六味地黄丸、金匮肾气丸等，但是好像很多人忽略了一个很常见的植物，这个植物的皮和叶都可以补肾，而且这个植物的树皮和叶片都有"藕断丝连"的特点，它就是隐藏在民间的良品——杜仲。

　　杜仲在民间又被称作丝绵树，是杜仲科落叶乔木，树皮与树叶都可入药。杜仲皮我们习惯称之为杜仲，具有甘温的性味；归肝、肾经；具

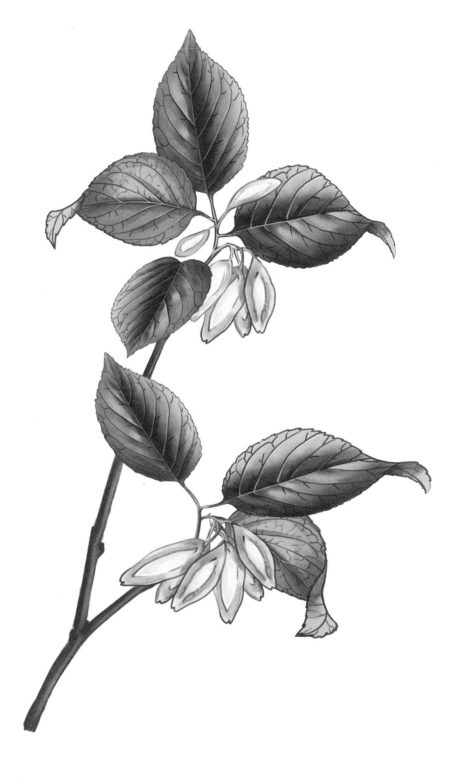

有补肝肾、强筋骨、安胎等作用；适用于肝肾不足、腰膝酸痛、筋骨无力、头晕目眩、妊娠漏血、胎动不安等症；一般用量为 6~9 克。

对于杜仲的叶片，其实在民间也有运用，只不过使用频率没有杜仲树皮那么高而已。那么，杜仲叶又有什么作用呢？中医认为，杜仲叶味微辛、性温；归肝、肾经；具有补肝肾、强筋骨等作用；适用于肝肾不足、头晕目眩、腰膝酸痛、筋骨痿软等症；一般用量为 10~15 克。

杜仲的适用范围比较广泛，而且杜仲性味平和，补益肝肾，诸无所忌，但在《本草经疏》中记载，"肾虚火炽者不宜用。即用当与黄柏、知母同入"，而且杜仲与黄知母也算得上是经典药对。在《得配本草》中指出，内热、精血燥者，不宜服用杜仲。

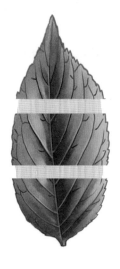

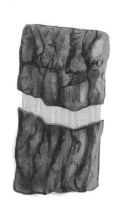

玄参
——治疗高热的良药

    小时候，我家有一个百草园，里面栽培有不少中药材，那时候我常去园子里欣赏各种花花草草。记得有一次，我在百草园除杂草时，一不小心伤到了一种药材，我便将那个药材拔了起来，放在一边，等我把草锄完了回来，发现那种药材的根变黑了。

    我当时就觉得奇怪，明明除草时见过这药材的根不是黑色的啊，为什么就片刻时间，这个药材的根就变黑了呢？于是我带着这个疑问，去寻求爷爷指导，爷爷一看，说这是黑参，而它还有一个很奇妙的名字，叫玄参。

    当时听说这个药材叫玄参，就觉得这个药一定很神奇，因为我们平时看电视会发现，很多武侠剧里讲一种很厉害的武器制作材料，那就是玄铁，既然玄铁那么厉害，备受武林人士追捧，那这玄参应该也不错，也会受到中医人的追捧吧。

    爷爷告诉我，玄参是玄参科玄参属多年生草本植物，是一味良药。中医认为，玄参味甘、苦、咸，性微寒；归肺、胃、肾经；具有清热凉血、滋阴降火、解毒散结等作用；适用于热入营血、温毒发斑、热病伤阴、舌绛烦渴、津伤便秘、骨蒸劳嗽、目赤、咽痛、白喉、瘰疬、痈肿疮毒

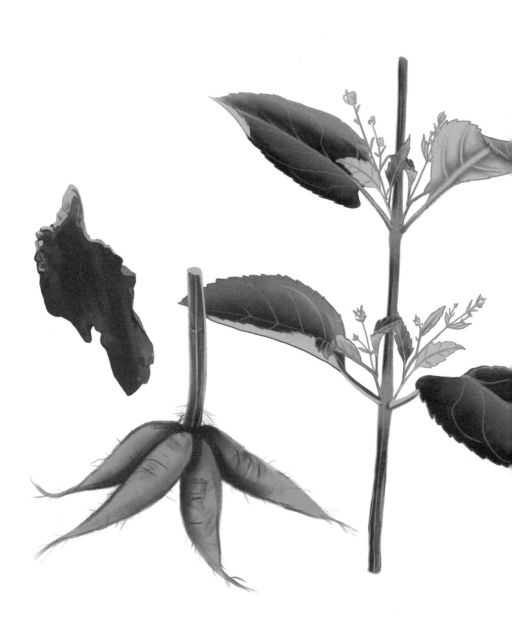

等作用；一般用量为 9~15 克。

　　玄参在现代尤其习用于温热病热入营血、热病伤阴之证，有清热凉血、解毒滋阴的功效。在治疗温热病热入营血、伤阴劫液所导致的身热烦渴、夜寐不安、舌绛等症时，可与生地、犀角、丹参等药合用，如清营汤；在治疗温热病热陷心包所导致的壮热、神昏谵语等症时，可与犀角、连翘心、麦冬等药合用，如清宫汤；在治疗温热病所导致的高热发斑等症时，可与石膏、犀角、知母等药合用，如化斑汤。

　　玄参在临床运用时，根据十八反的理论，不宜与藜芦同用。在《本草经疏》一书中指出，"血少目昏，停饮寒热，支满，血虚腹痛，脾虚泄泻，并不宜服"玄参。另外，《雷公炮炙论》中认为，"使用时勿令犯铜，饵之噎人喉，丧人目"，仅供参考。

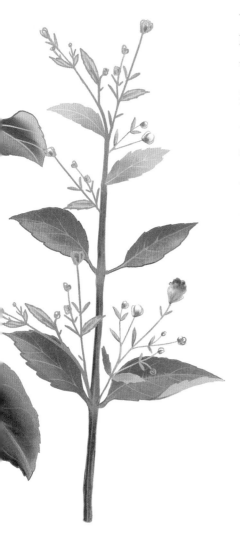

无花果

——花小果大作用多

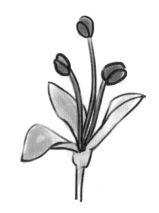

　　一般来说，我们都知道每一种果子成熟，都遵循着花谢果团圆的过程，然而有一种果子，从它的名字来看，好像只结果、不开花。这个果实名唤无花果，但是无花果并非真的不开花，而是它的树叶浓绿、厚大，但它的花却开得很小，很容易被枝叶掩盖，不易被发现，当果子长大时，花已经脱落了。

　　但有关无花果"不花而实"的现象，倒是有一段美丽的传说。据说在古代的边关，有一个村庄，种了一棵无花果树，因为这种果子不但能止饥解渴，还能治疗多种疾病，被誉为圣果。当地的一个大财主想要把这棵果树据为己有，于是要那果农将这果树送到他的庄园中，不然的话，他就会让人将果树砍掉，毁掉村庄。

　　那果农无奈，将果树的树枝剪下来，送给乡亲们扦插栽培，然后将这棵光秃秃的果树送给了财主，但是果树在财主的花园里并未存活。第二年，乡亲们的果树枝繁叶茂，树上的花香十分醉人，而财主知道了这事，于是派卫士将果农抓走拷打，并砍掉了村庄的果树。

　　后来，在乡亲们的精心呵护下，这些果树重新焕发了生机，乡亲们又喜又忧，担心财主会再次来毁坏这片果林。于是默默祈祷：要是这

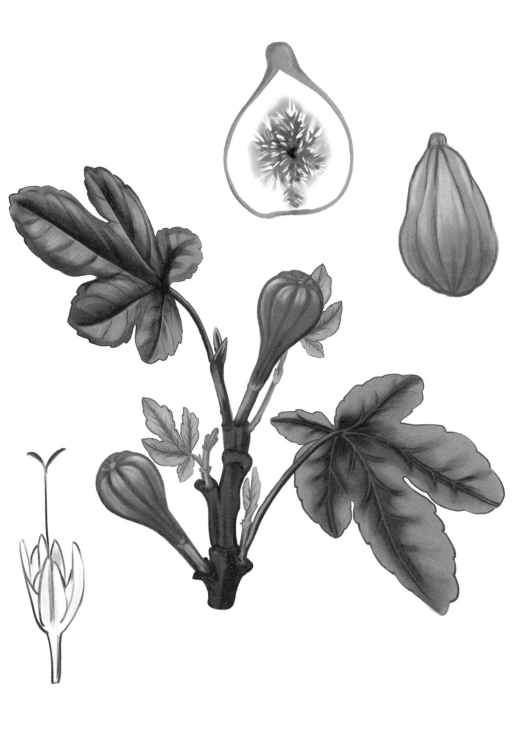

种树不开花就好了。也许是乡亲们的诚意感动了上天，这一年没有闻到果树的花香，却结满了果实。从此，这里的人们，就称它为无花果了。

实际上，无花果是一种开花植物，属于桑科榕属亚热带落叶小乔木。无花果的果肉细软，营养丰富，味甘如蜜。它的根、叶、果皆可入药。一般无花果的根全年可采；果和叶夏秋采收，晒干用或鲜用；在采果时，宜在夏秋季摘取未成熟青色无花果，放在沸水内烫过，立即捞起，晒干或烘干。

无花果，又称映日果、天生子、文仙果、奶浆果、蜜果；味甘性平，具有润肺止咳、清热润肠的作用，可用于咳喘、咽喉肿痛、便秘、痔疮、产后缺乳等症；而无花果的根、叶味淡涩，性平，内服可用于肠炎、腹泻治疗，外用可治痈肿。一般果和叶的用量为 25~50 克；根和叶外用时适量，煎水熏洗患处即可。

无花果的果实、根和叶，一般人群均可使用，尤其是消化不良、食欲不振、高血脂、高血压、冠心病、动脉硬化、便秘、痔疮等患者颇为适宜。但对于脂肪肝患者、脑血管意外患者、大便溏薄者等不宜使用。

太子参
——救过"太子"的植物

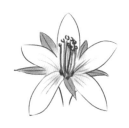

　　相传古代有个国王，他有个刚满 5 岁的儿子，天资聪颖、慧质兰心，国王非常疼爱这个儿子，但是这个王子身体一直不好，宫中太医都没法治疗。国王只好张榜求贤，悬以重赏。可这榜放出去之后却无人应榜。

　　没想到 3 个月之后，一个白发老者揭榜献药，国王看到那老者拿出的一种细长条状、黄白色的草根，心中疑惑，白发老者说这个药能有奇效。果然治疗 3 个月后，王子形体丰满，病恙不染。于是国王大喜过望，将王子封为太子。

　　王子晋升为太子之后，国王准备好好感谢一下这位献药的白发老者，却发现那老者早已萍踪难寻了，国王询问太医这老者献出的药叫什么名字，众人都摇头不知。就在众人连连摇头之际，一位智者朗声奏道，这草药有参类之性能，挽救太子之身体，就叫它"太子参"吧。于是，这"太子参"的美名也就传开了。

　　太子参是石竹科植物孩儿参属多年生草本植物，生于林下富腐殖质的深厚土壤中或岩石缝中，块根长纺锤形，白色，稍带灰黄，可入药。一般在6~7月初大部分植株枯黄倒苗后，除留种地外，应立即采挖，若延迟不采收，遇到雨水多的话，极易造成腐烂。在收获太子参的时候，

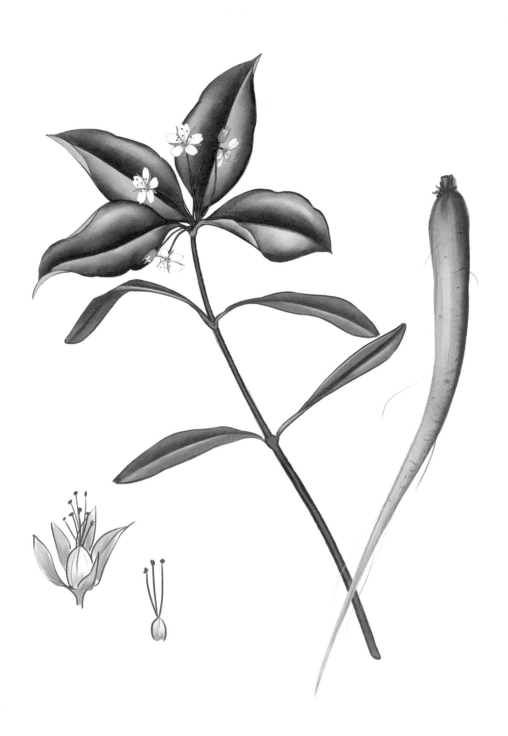

应先除去茎叶，然后控取块根，注意不要碰伤芦头，保持参体完整。

　　太子参在采收后，加工也极其重要。先用清水洗净参体，轻搓须根，薄摊于晒场或晒席上直接晒干。也可将参根置通风干燥的室内摊晾 1~2 天，使根部失水变软后，再用清水洗净，投入 100℃开水锅中，烫上 2~3 分钟，取出立即摊放于晒场或晒席上暴晒晒干。

　　至于太子参的作用，在《本草从新》中曾这样说道，"太子参，虽甚细如参条，短紧结实，而有芦纹，其力不下大参"。从药性来讲，太子参味甘、微苦，性微寒；归脾、肺经；具有补益脾肺、益气生津的作用，适用于脾胃虚弱、食欲不振、倦怠无力、气阴两伤、干咳痰少、自汗气短，以及温病后期气虚津伤、内热口渴，或神经衰弱、心悸失眠、头昏健忘、小儿夏季热等症。内服煎汤，一般用量为 10~15 克。一般表实邪盛者不宜使用。

　　太子参的作用发挥与它的配伍有着很大的关系，比如说太子参与麦冬相配伍的话，补肺并润肺养阴，尤其适用于肺阴亏虚的肺虚咳嗽。太子参与黄芪配伍，会使补益的功效大增，尤其对于劳倦乏力颇为有效。太子参如果配上白术，具有补脾肺之功，对于虚劳、劳倦乏力等症的患者有益。如果太子参与浮小麦配伍，具有止自汗的作用。

青梅
——煮酒论养生

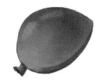

　　看过《三国演义》的人，想必不会忘记"青梅煮酒论英雄"的桥段。事实上，曹操与这青梅的故事还不止青梅煮酒，还有另一段著名的故事，那就是"望梅止渴"。青梅煮酒成就了一段旷古绝今的佳话，而千年以后，青梅依然到时而熟，此时早已没有曹孟德、刘使君了，那青梅酒怕是也要失传了。望梅止渴，解决了曹操攻打宛城时，短时间因缺水所致将士们口渴的燃眉之急，也因此留下了一段千古佳话，千年之后，人们仍然没有忘记"望梅止渴"这个典故。

　　青梅是蔷薇科杏属梅的果子，果大皮薄有光泽、肉厚核小质脆细、味甘汁多酸度高，富含人体所需的多种氨基酸，具有酸中带甜的香味，被誉为"凉果之王""天然绿色保健食品"。从中医的角度来看，梅子味甘酸，归肝、脾、肺、大肠经，具有敛肺止咳、涩肠止泻、除烦静心、生津止渴、杀虫安蛔、止痛止血等功效，适用于久咳肺虚、肺气不敛、虚热烦渴、久疟、久泻、尿血、血崩、大肠不固、蛔厥腹痛、呕吐等病症。

　　在南方，梅子黄熟时，会有一段时间持续降雨，所以被人们称之为梅雨，尤其是宋代贺铸在《青玉案》一词中写下了"一川烟草，满城风絮。梅子黄时雨"的名句，更是让人记忆犹新。由于梅雨时节的

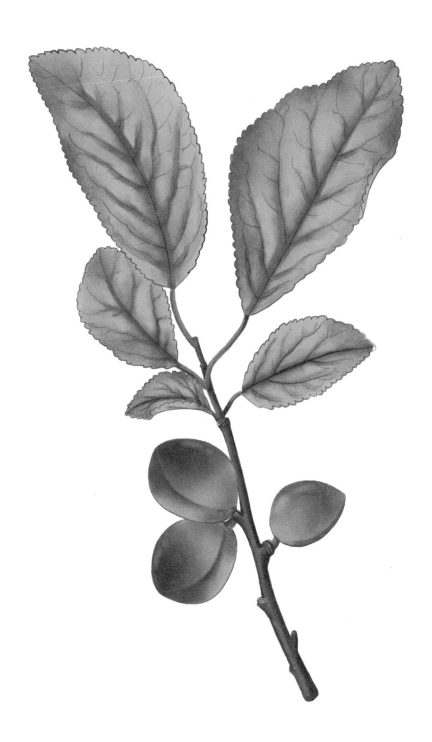

空气湿度很大，百物极易获潮霉烂，故人们给梅雨起了一个别名，叫做"霉雨"。就连明代杰出的医学家李时珍也曾说："梅雨或作霉雨，言其沾衣及物，皆出黑霉也。"即便是梅雨来临，梅子却是美味可口的，吃货们怎么忍心拒绝呢？

犹记得年少时，常与一众同伴在这个时节去采摘梅子，尤其是还没黄熟的梅子，那酸爽，真的不敢相信，要说牙都酸倒了也不夸张。那时候，每次采摘了很多梅子回家，爷爷看到后就会给我讲讲有关梅子的知识。爷爷说，在《本草纲目》中就有记载，梅子是一味良药，具有"敛肺涩肠""消肿，涌痰，杀虫"等作用，可以治疗"久痢，泻痢，反胃噎膈，蛔厥吐利"等病症。

实际上，梅子的营养价值也是很高的，富含人体所需的多种氨基酸、矿物质，具有含量极高的柠檬酸，占青梅有机酸含量的 85% 以上，蛋白质含量更是草莓、柑橘的两倍以上，也就是说青梅营养成分极为丰富，是一种绝佳的保健水果。除此之外，梅子还可以防治肌肤角质化，尤其对干燥角质化的肌肤更有效。

在初夏采收将成熟的绿色果实，洗净鲜用，称为青梅；以盐腌制、晒干用，称为白梅；以小火炕至干燥均匀，色黄褐、起皱，再焖至色黑备用，称为乌梅。无论是青梅、白梅，还是乌梅，都有各自的妙用。

我们先来说说青梅吧，青梅煮酒不仅仅可以论英雄，还可以治疗肠胃不和、呕吐腹泻等症。将青梅250 克，放在适量的白酒中浸泡一段时间后，每次饮用时，倒出半杯，放在热水上熨烫片刻后饮用，体味曹孟德与刘使君的论英雄的场景，但同时又可以享受具备"和胃止呕、止泻"等功能的养生酒，岂不妙哉！

再来说说白梅吧，用白梅渍白糖，每天吃上一两颗，既可生津解渴，又可预防肠道传染病，也是一桩美事哟！

最后来说说乌梅吧，对于乌梅，最经典的莫过于东汉著名医学家张仲景所创的乌梅丸了，但在这里我们先不说乌梅丸，说说乌梅麦冬汤吧。用乌梅30克和麦门冬15克，加水煎汤，徐徐服用，具有生津止渴、涩肠止泻等功能，可用于泻痢而口干渴之人，当然没有泻痢的人也可以饮用。

梅子虽好，也不要多食，多食损齿，且伤脾胃哟。

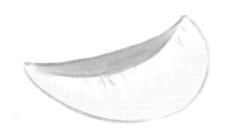

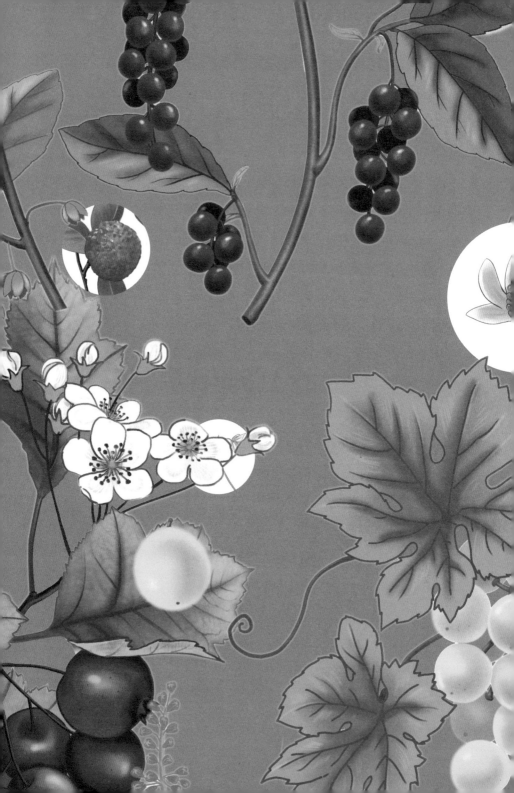

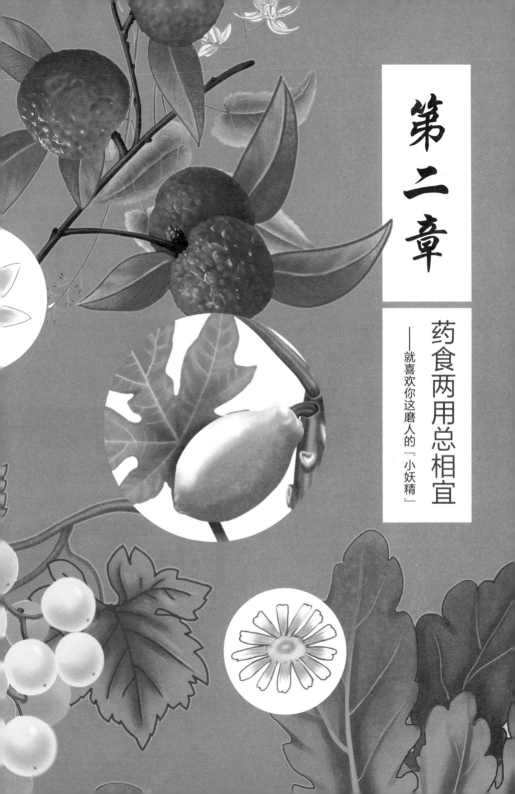

第二章

药食两用总相宜

——就喜欢你这磨人的『小妖精』

山药
——食药好当家

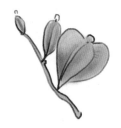

　　每次去超市买菜，看到有卖山药的，我总会买一点回来，煮粥、炒菜，甚至炖排骨，那味道还真是一个爽，每次吃完都有一种意犹未尽的感觉。山药现在已经登上了很多人家的餐桌，就是在酒店，也会有一道蓝莓山药的拿手好菜，让人吃后拍案叫绝。

　　其实，山药不仅仅是一种食物，更是一种药材，而且药用历史极其悠久。从古至今，含有山药的方子不计其数，比较著名的也有很多，比如张仲景的薯蓣丸和金匮肾气丸、孙思邈的无比山药丸、钱乙的六味地黄丸、张锡纯的一味薯蓣饮等，这些都是含有山药的经典名方。

　　山药是薯蓣科多年生缠绕草质藤本植物，一般在冬季茎叶枯萎后采挖。食用山药的时候，一般要刮去外皮，由于山药的外皮有黏液，粘在皮肤上会导致皮肤瘙痒，所以在刮皮时最好戴上手套。但如果是药用的话，一般是生用和炒用。

　　那么，山药究竟有什么样的作用呢？中医认为，山药的性味是甘平；归经部位是脾、肺和肾三经；药用功效是补脾养胃、生津益肺和补肾涩精；在临床上，山药可用于脾虚食少、久泻不止、肺虚喘咳、肾虚遗精、带下、尿频、虚热消渴等症。如果是麸炒山药的话，具有补脾健

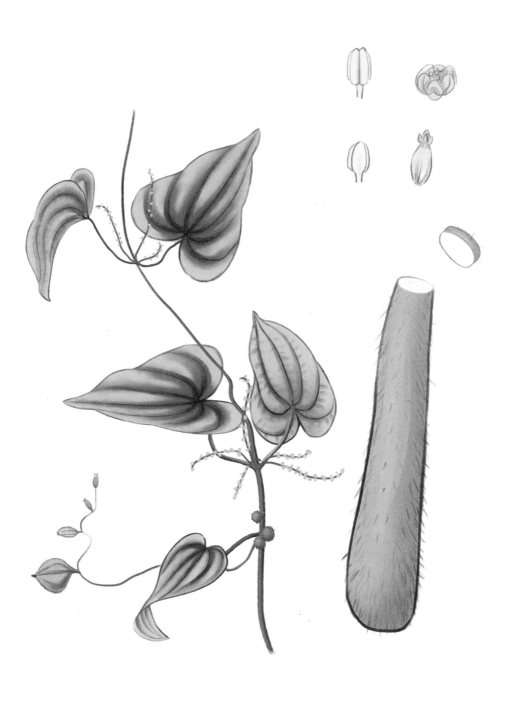

胃的作用，可用于脾虚食少、泄泻便溏、白带过多等症。山药的一般用量为 15~30 克。

山药的临床应用也会根据实际情况而变化。比如，脾胃虚弱、不思饮食的话，可以用山药、白术各 50 克，人参 1.5 克，将这三味药，捣罗为细末，煮白面糊为丸，如小豆大，每次服用 30 丸，空心或食前，温米汤饮下。

山药治疗腹泻也是疗效颇佳的。在《百一选方》中记载了山药治疗噤口痢的一个方子，用法比较独特。具体用法是将干山药一半炒黄，一半生用，将炒黄和生用的山药研为细末，水饮调下。还有一个治疗湿热腹泻的方子，具体用法是取山药、苍术各等分，以饭为丸，米汤饮下。

然而，被誉为"近代中医第一人"的张锡纯先生用山药更为奇妙，除了一味薯蓣饮之外，还有珠玉二宝粥更为奇妙。这个方子是这样的，取土山药 100 克、生薏米 100 克、柿霜饼 40 克，先将山药和薏米捣成粗渣，煮至烂熟，再将柿霜饼切碎，调入煮熟的山药和薏米里融化，可随意服用。这个方子可以治疗脾肺阴分亏损、饮食懒进、虚热劳嗽，外治一切阴虚之证。

除此之外，山药还有一些妙用，比如将山药用矾水煮过，再配上白茯苓，等分为末，每次服用 6 克，可以治疗小便数多。用捣烂的山药半碗，加上甘蔗汁半碗，混合均匀后服用，可以治疗痰风喘急。对于一般的肿毒初起，可以用带泥的薯蓣、蓖麻子、糯米各等分，用水泡过后，研细敷涂患处。还可以用山药一截，磨成泥状，敷在患处，能够治疗手足冻疮。

山楂

——酸酸甜甜助消化

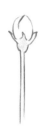
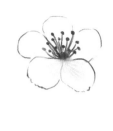

　　小时候，我常常听到卖冰糖葫芦的吆喝声，一想到那酸甜的滋味，口水就禁不住淌下来。后来发现，冰糖葫芦的主要材料就是山楂，当时就觉得自己好傻，因为家中院子里就有山楂树，而且每到果实成熟的时候，都会采来吃，没有想到这个居然可以制成冰糖葫芦。

　　山楂还有山里红、红果、胭脂果等别名，是蔷薇科山楂落叶小乔木的果实，一般在9~10月果实成熟后采收，酸甜适中，风味独特。山楂不仅具有良好的营养价值，还有较好的医疗价值，常吃山楂及山楂制品既能增强食欲、改善睡眠，还能保持骨骼和血液中钙的恒定，预防动脉粥样硬化，所以山楂也被人们视为"长寿食品"。

　　山楂作为中药使用，其实早在历代本草著作中就有记载。《本草通玄》认为，"山楂，味中和，消油垢之积，故幼科用之最宜"。《本草纲目》认为，山楂"化饮食，消肉积，癥瘕，痰饮痞满吞酸，滞血痛胀"。近代中医第一人张锡纯在《医学衷中参西录》中指出，"山楂，若以甘药佐之，化瘀血而不伤新血，开郁气而不伤正气，其性尤和平也"。

　　对于山楂的药理功效，中医认为，山楂味酸、甘，性微温；归脾、胃、肝经；具有消食健胃、行气散瘀、化浊降脂等作用；适用于肉食积滞、

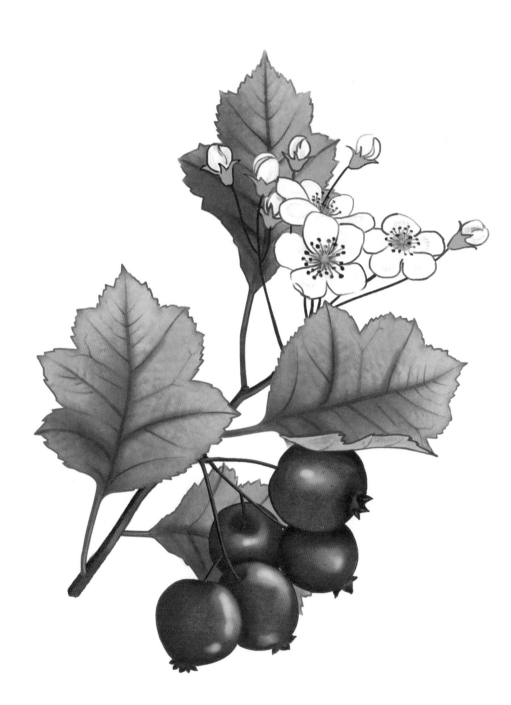

胃脘胀满、泻痢腹痛、瘀血经闭、产后瘀阻、心腹刺痛、胸痹心痛、疝气疼痛、高脂血症等症。而焦山楂能使消食导滞的作用增强，适用于肉食积滞、泻痢不爽等症。一般用量为 9~12 克。

　　山楂在消积方面的作用堪称一流，比如在《丹溪心法》中记载，用山楂 200 克、白术 200 克、神曲 100 克，上研为细末，蒸饼为丸，如梧桐子大，每次服用 6 克，白汤送下，可以治疗一切食积；又比如在《简便单方》中记载，用山楂肉 200 克，水煮之后，食果喝汤，可以治疗肉积不消。

　　山楂是我们经常吃的果实，但也有一些病证并不适合山楂。比如胃酸过多、消化性溃疡、龋齿、消化不良、心血管疾病、肠炎及癌症患者不宜食用山楂。山楂具有散瘀化浊的作用，所以孕妇不宜食用或服用。另外，在服用滋补药品期间，不宜服用山楂或食用山楂制品。

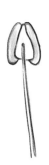

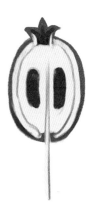

樱桃
——美食美容养生

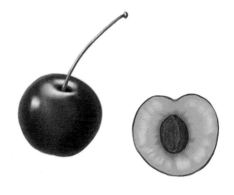

　　那年，樱桃花开，花前月下，你侬我侬；那年，樱桃熟时，婀娜枝香，令人垂涎。樱桃之美，在于花香四溢，也在于果香飘逸，更在于一种诗情画意。在《罗敷艳歌》中，有"惆怅墙东，一树樱桃带雨红"的名句，在《豆叶黄》中又有"绿葱葱，几颗樱桃叶底红"的写照，在《一剪梅·舟过吴江》中更有"流光容易把人抛，红了樱桃，绿了芭蕉"的美妙。

　　说起这红艳欲滴的樱桃，令我记忆犹新的是儿时阶段，那时候我们家乡有不少人家都会栽种各种果树，但对于樱桃，不仅仅家里有栽种，周围的山林里也有不少樱桃树。一到樱桃成熟季节，我们就会跟一些伙伴去周围的山林摘樱桃，不管树有多高，我们都会攀爬着去采摘美味可口的樱桃。

　　那时候，我们每次采摘一篮子樱桃回家，跟家人一起吃。那时候爷爷告诉我，樱桃不仅仅是一种水果，还是一味可以治病的药材。见我将信将疑，爷爷拿本古代医书给我看。原来是《千金要方》，赫然记载着"樱桃味甘平，涩，调中益气，可多食，令人好颜色，美志性"。看来，樱桃是味治病的药材还真是有依据的。

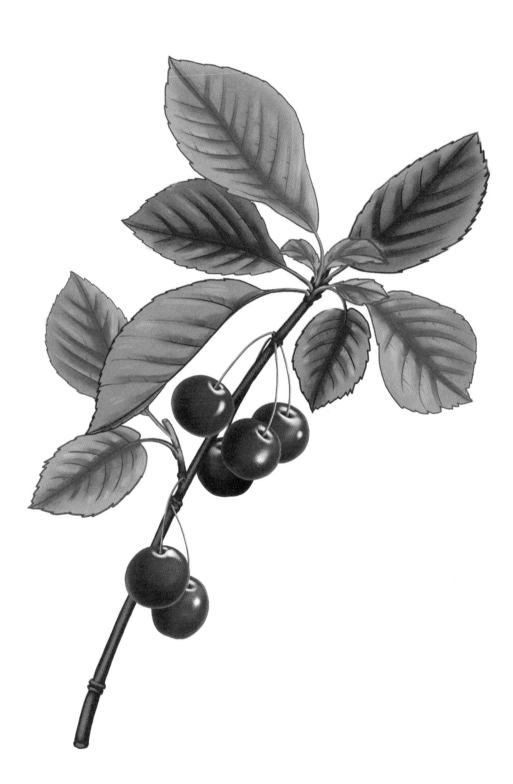

樱桃，是蔷薇科木本植物樱桃的果实，又称含桃、朱果、朱樱、樱珠，夏初果实成熟时采收，洗净鲜用。在中医看来，樱桃味甘、酸，性微温，归肝、脾经，具有益脾胃、滋养肝肾、涩精、止泻等功能。可用于脾胃虚弱，少食腹泻或脾胃阴伤、口舌干燥；肝肾不足，腰膝酸软、四肢乏力或遗精；血虚，头晕心悸、面色不华等症。在用法上，常以生食、煎汤、浸酒或蜜渍服为多。

樱桃"先百果而熟"，营养丰富，富含糖类、蛋白质，也含有钙、磷、铁和多种维生素。樱桃含有丰富的铁元素，而铁元素又是合成人体血红蛋白的原材料，所以，多吃樱桃可以缓解贫血之证，不仅如此，还可以治疗由于贫血引起的一系列妇科疾病，如乳母贫血及席汉综合征、月经过多、崩漏等多种妇科病症。

在《滇南本草》中记载，樱桃"浸酒服之治左瘫右痪，四肢不仁，风湿腰腿疼痛"。所以，有专家也用樱桃来治疗痛风及关节炎，樱桃对消除肌肉酸痛和发炎有效，含有丰富的花青素、花色素及维生素 E 等，都可以促进血液循环，有助于尿酸的排泄，缓解因痛风、关节炎所引起的不适，是很有效的抗氧化剂，特别是樱桃中的花青素，能降低发炎的概率，起到消肿、减轻疼痛的作用。古书中记载治疗"风湿腰腿疼痛"是需要泡酒服用，但对于痛风患者来说，酒可是大忌，最好是用鲜樱桃汁服用。由于樱桃不是常年都有，所以也需要根据时令来选择使用。

樱桃还有美容养颜的作用，樱桃中所含的蛋白质、糖、磷、胡萝卜素、维生素 C 等均比苹果、梨高，尤其含铁量高。常用樱桃汁涂擦面部及皱纹处，能使面部皮肤红润嫩白、去皱消斑，起到美容养颜的作用。这里有一个樱桃的美容方子：将适量冰糖融化，加入 50 克银耳煮 10

分钟左右，然后加入 30 克樱桃和适量的桂花，煮沸后即可服用，这个方子有补气、养血、嫩白皮肤的作用。

除此之外，樱桃可用于初发咽喉炎症，于早晚各嚼服 30~60 克鲜果可抗感染；体虚无力、疲劳无力者，用鲜果去核煮烂，加白糖拌匀，早晚各服一汤匙；将鲜果泡于酒中，密封贮藏至冬季，用来涂擦冻疮，效果也不错。如果因长期伏案工作带来各种不适，可以用樱桃泡米醋一周，早晚各喝一次。

樱桃虽好，但也不宜多吃，在古代医书中有记载，樱桃"不可多食，令人发暗风""多食令人吐""虽多无损，但发虚热耳"，以及"其性属火，能发虚热喘嗽之疾"，所以，即便樱桃香甜可口，但也不要没有节制地食用。

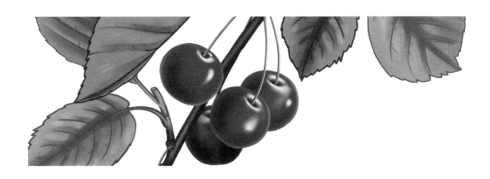

荔枝

——不只一博妃子笑

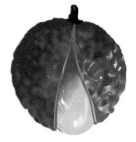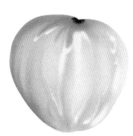

　　说起荔枝，很多人会联想到杨贵妃，当年杨贵妃特别喜爱吃荔枝，也因此使杜牧写下"一骑红尘妃子笑，无人知是荔枝来"的千古名句。可见，荔枝早在一千多年前就已经名扬天下了。

　　荔枝是无患子科荔枝属常绿乔木的果实，的确是一种香甜可口的水果，但也是一种食药两用的食材。在中医看来，荔枝味甘、酸、性温，归心、脾、肝经，具有健脾生津、理气止痛等功效，适用于身体虚弱、病后津液不足、胃寒疼痛、疝气疼痛等症。

　　如果出现呃逆不止的情况，除了身体难受之外，有时候还挺尴尬的，比如郎情妾意时，准备接个吻，突然呃逆不止，浪漫的氛围立马消散。所以，别小瞧这呃逆，还真须及早治疗，而这荔枝就是治疗呃逆的佳品。可用荔枝六七个，连皮带核烧灰存性，研成细末，用白汤调服，效果立竿见影。

　　在夏天，人们容易吃坏肚子，经常会闹腹泻，甚至患上痢疾，而这个时候，荔枝又派上用场了，可以用荔枝壳、石榴皮、甘草炒焦后，水煎服，效果比较好。

　　鼻塞虽然算不上一种疾病，但作为一种小麻烦，着实令人难受不

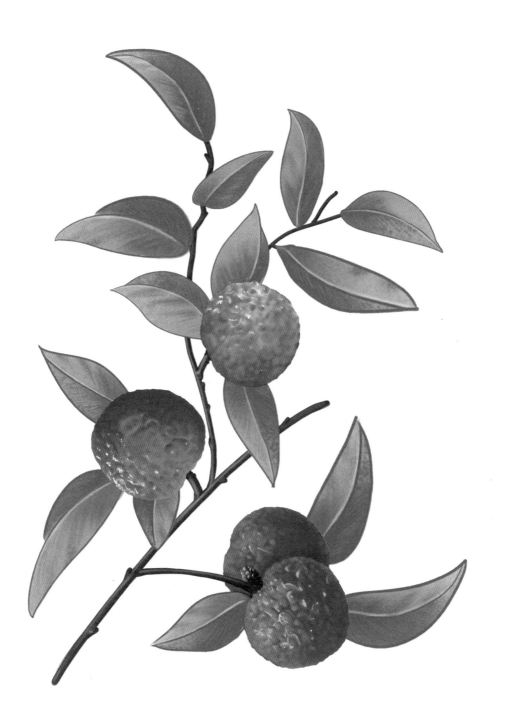

已。而荔枝也能有所作为，可以用荔枝干六七个，加上 50 毫升醋煮热后服用，就能缓解鼻塞，还你畅通无阻的鼻腔。

荔枝对于疗疮恶肿也有一定的疗效，可以用荔枝三个或五个（只用单数，不用双数），淘洗干净后研为细末，与糯米粥同研成膏，摊在纸上贴在疗疮恶肿上，需留一孔出毒气，效果不错。也可用荔枝肉、白霜梅各三枚，捣成饼子，贴在疮上，可以消除病根。

吃了荔枝肉，很多人都把荔枝核扔掉了，其实他们不知道荔枝核也是一种药材。如果出现疝气这种疾病，可以用荔枝核、青橘皮、茴香各等分，炒灰存性，研为细末，用酒调服，每日 3 次，每次 6 克。

荔枝核除了治疗疝气之外，还可对女性血气刺疼、胃痛、腰腹背痛等症起到良好的作用。可用荔枝核 45 克烧存性，炒香附子 30 克，研成细末，每次服 6 克，用盐汤或米汤调服均可。

荔枝的作用多多，但是在吃荔枝的时候也是很有讲究的。在洗荔枝的时候，可先将新鲜的荔枝去皮后，在淡盐水中浸泡片刻后再食用，也可在吃荔枝之前或之后适当喝点盐水、凉茶或绿豆汤，这样不仅可以防止虚火上炎，还具有醒脾消滞的功效。

由于荔枝性温热，多吃容易上火，并可引起"荔枝病"（某些人进食大量鲜荔枝后，出现头晕、出汗、面色苍白、乏力、心慌、口渴、饥饿感等症状，重者可有四肢厥冷、脉搏细数、血压下降，甚至抽搐和突然昏迷等症状），所以，不能多吃，一般成人每天食用不超过 300 克，儿童一次不要超过 5 颗。

在食用荔枝的时候，尽量不要空腹的时候吃，最好是在饭后半小时再食用。如果因进食荔枝而引起低血糖的话，需要适量补充糖水，症状严重者应及时送医治疗。

除此之外，对荔枝过敏的人、糖尿病患者及阴虚火旺者，要禁食或慎食荔枝，正所谓，荔枝虽好，可不要贪吃哦！

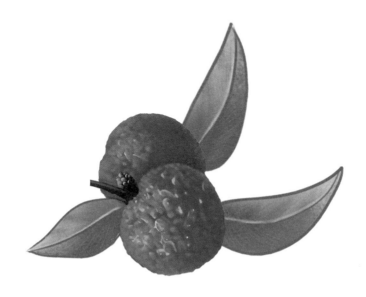

杨梅
——值千金的果子

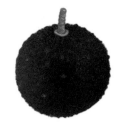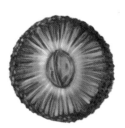

盛夏时节，果实满枝，为人们的舌尖又增添了很多妙趣，也为人们的馋嘴增加了不少口福。比如，梅、桃、李、杏以及荔枝、杨梅等水果，可谓是令人垂涎欲滴、欲罢不能。

众多夏季水果中，能够独占鳌头的，不应该是荔枝，而应该是杨梅。杨梅因其形如水杨子而味似梅，所以取名杨梅。杨梅是杨梅科杨梅属小乔木或灌木植物，又称圣生梅、白蒂梅、树梅，杨梅枝繁叶茂、树冠圆整，初夏又有红果累累，十分可爱，是园林绿化结合生产的优良树种，也是人们爱不释口的美味水果。杨梅果又名龙睛、朱红，不仅营养丰富，味道酸甜，还是夏日解暑的佳果。

杨梅因其独特的品性，被古代许多文人墨客为之吟诗作赋，今人不仅能品尝美味可口、香甜芬芳的杨梅鲜果，还能从古代文人墨客的诗句中感受杨梅的风姿。比如北宋诗人平可正的《杨梅》一诗，可能是历史上知名度最高的杨梅诗，尤其是头两句"五月杨梅已满林，初疑一颗价千金"已成描述杨梅的范句，让人久久传诵、难以忘怀。

历代诗人对杨梅的称颂，常与同季珍果荔枝相比，但对杨梅的赞誉却远胜于荔枝。比如明代嘉靖年间的大学士徐阶所写的《咏杨梅》

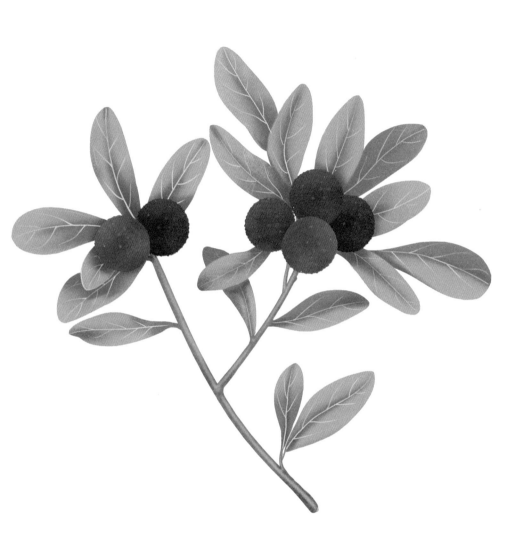

一诗："析来鹤顶红犹温，剜破龙睛血未干。若使太真知此味，荔枝焉得到长安。"在徐大学士看来，如果杨贵妃吃过杨梅的话，就不会从外地运荔枝到长安了。

杨梅二月开花结果，五月成熟，果子的外形有点像楮实子，有红、白、紫三种颜色，红的比白的好，紫的又比红的好，因为它肉多核小，吃起来就一个"爽"字。

然而在中医的眼中，这杨梅就不仅仅是一种美味可口的水果了，合理运用它，就是一种可以治疾疗病的良药。中医认为，杨梅味酸、甜，性温，无毒，具有消食、除湿、解暑、生津止咳、助消化、御寒、止泻、利尿、防治霍乱等功能，适用于胃阴不足，或饮酒过度、口中干渴，胃气不和或饮食不消，呕逆少食，腹泻或痢疾等症，素有"果中玛瑙"之誉。

杨梅除了果肉能入药之外，核仁及树皮也是可以药用的。在《本草纲目》中记载了一个故事，据说北宋权臣童贯患了脚气，听说杨梅的核仁可以治疗，一个郡守为了巴结童贯，就送了他几箱杨梅，童贯用杨梅的核仁果肉治好了脚气。也就是说，杨梅的核仁是可以治疗脚气的。

杨梅的树皮，能够止血治痢、解毒；外用还可以治刀伤出血、跌打损伤、筋骨疼痛；煎汤外洗治疗疮疥；煎水漱口治疗牙痛；烧成灰调油外涂，可以治疗烫伤、烧伤。

但杨梅这个果子，也不可多吃，吃多了对牙齿和筋骨有害。本草书籍中记载，杨梅吃多了会令人发热，还有血热火旺的人，不可多吃杨梅。

胡颓子
——酸倒牙的果子却是宝

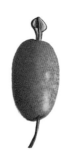

　　记得小时候，家里喂了几只羊，一到放学后或者假期，其中一项很重要也很有乐趣的工作就是放羊。我时常邀上邻里的小伙伴，一起去山坡上放羊。

　　记得有一次，羊群在一片丛林里一动不动，由于我们隔得远，觉得奇怪，于是走近一看，原来是一片灌木林，树上结满了红黄的果子，这种树的树叶和果子羊特别爱吃，我看那椭圆的果子很是可爱，便摘了几颗，尝了一下，真酸！差点把牙齿酸倒。

　　等到夕阳下山，羊儿回圈。拿出灌木林中摘得的果子请教爷爷，爷爷一看说，这个果子是羊奶子，等它红透了可以吃，而且味道也很不错。我当时就反驳说，这果子这么酸，什么味道不错啊！爷爷告诉我说，那是因为这个果子还没完全熟透。

　　爷爷说，这羊奶子有一个很拗口的学名，名唤胡颓子，是胡颓子科胡颓子属常绿灌木，一般高达六尺左右，小枝呈褐色，有时变刺状；叶片呈革质，椭圆形，边缘波状且常反卷，正面初时有鳞片，后变光亮，反面密生白色和褐色鳞片；花一至四朵簇生，下垂，银白色；果实椭圆形，长 2~3 厘米，初时呈灰褐色，成熟后呈红褐色。一般在坎边或山

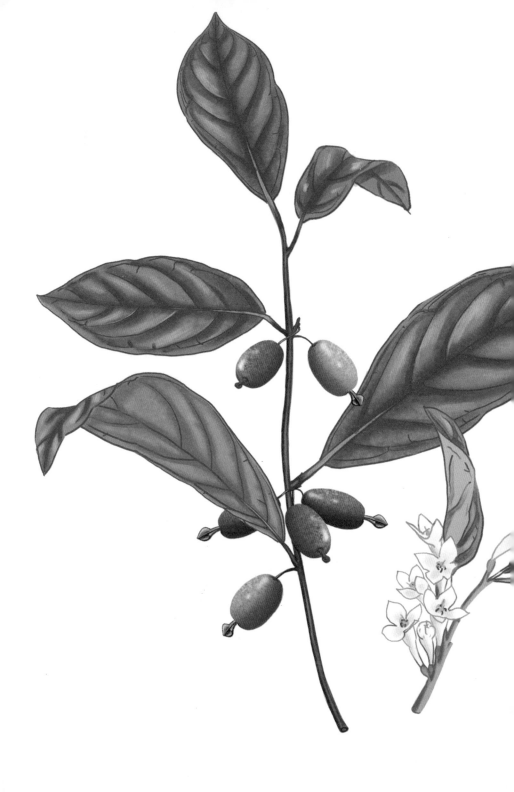

坡比较多见。

胡颓子药用根、果、叶；一般 5 月采果，全年采叶，冬春季挖根。洗净晒干后，即可药用。尤其是浆果味酸甜，含多种氨基酸和维生素 C，可生食，又可提供色素，还可酿酒、做饮料和果酱。可谓是一物多用啊！

胡颓子的根，味酸性平，具有祛风利湿、行瘀止血的作用，可用于传染性肝炎、小儿疳积、风湿关节痛、咯血、吐血、便血、崩漏、白带、跌打损伤等症；一般用量为 10~12 克，水煎服。

胡颓子的叶，味酸性平，具有止咳平喘的作用；可用于支气管炎、咳嗽、哮喘等症；一般用量为 10 克，水煎服。除此之外，用胡颓子的根和叶煎水熏洗，可以治疗皮肤癣疮。

胡颓子的果，味酸涩甘，性平，具有消食止痢的作用，可用于肠炎、痢疾、食欲不振等症；一般用量为 3~10 克，水煎服。

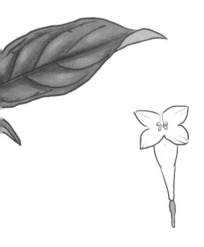
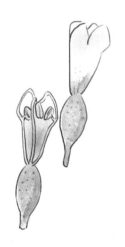

西兰花
——蔬菜界的皇冠

　　小时候，也不知道是为什么，我无论是吃蔬菜水果，还是瓜豆干果，都比较喜欢吃容易嚼烂的，而对于那些不太容易嚼烂的食物，往往比较厌恶。比如说煮得半生不熟的红薯或土豆，很是不喜欢；又比如难以煮烂的青菜梗或西兰花，更是不喜欢。

　　那个时候，因为这个习惯，我常常被爸妈责备，说我挑食。后来有一次，爷爷发现我这个习惯后，便给我把了把脉，说我的胃功能不太好，所以不太喜欢吃比较硬的食物，不属于挑食。也正是因为这样，每次吃饭时，都会给我的菜多煮片刻。

　　那时候，同龄的小伙伴知道我每次吃饭都能享受这样的待遇，很是羡慕，当然，我心里自然知道，这也算是父母的宠爱。但从另一个角度来说，我也并不希望胃不好啊。那些煮得半生不熟的红薯或土豆，味道也是很爽的，直到后来我才感受到。想想那么多年胃不好的日子，

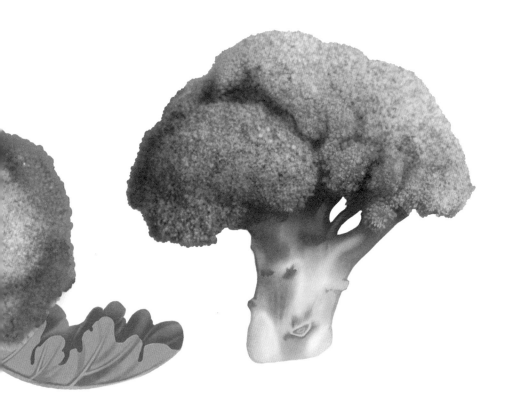

简直浪费了太多的机缘。

直到上了大学，胃肠功能好了，而有一位营养学的老师给我们讲课时，无意中说到西兰花是一味营养极其丰富的菜，从那时起，我才开始试着吃，没想到多年后再次品尝西兰花，深深体味到别样滋味，将炒好的西兰花放在嘴里，细细咀嚼，那个香啦，真是难以言表。

西兰花不仅营养丰富，还是治病良药。西兰花是十字花科芸薹属一二年生草本植物。西兰花含蛋白质、糖、脂肪、维生素和胡萝卜素，营养成分位居同类蔬菜之首，被誉为"蔬菜皇冠"。据相关数据表明，每 100 克新鲜的西兰花的花球中，含有蛋白质 3.5~4.5 克，是菜花的 3 倍、番茄的 4 倍，这种营养价值不可谓不高。还有，西兰花中的矿物质成分比其他蔬菜更全面，尤其是钙、磷、铁、钾、锌、锰等含量更为丰富，比同属于十字花科的白菜花要高出许多。

中医认为，西兰花味甘性平，具有补肾填精、健脑壮骨、补脾和胃等作用，适用于久病体虚、肢体痿软、耳鸣健忘、脾胃虚弱、小儿发育迟缓等症。可见，古代西方人将西兰花推崇为"天赐的良药"和"穷人的医生"，并非夸张。

苋菜

——养生"长寿菜"

　　有一天我在超市看到苋菜，出于好奇买了一些回家。刚开始也不知道怎么做好吃，就直接洗干净了，炒着吃，没想到味道还不错，最有意思的是，吃完苋菜后，在盘子里会留下一滩红汁。

　　后来，仔细查阅了苋菜资料才了解到，它是苋科苋属一年生草本植物，一般生于田间或路旁、村舍附近、杂草地上。叶片呈卵形或棱形，菜叶有绿色或紫红色，茎部纤维一般比较粗，咀嚼时会有渣，但苋菜的菜身软滑而菜味较浓，入口甘香，有润肠胃、清热等功效。

　　中医认为，苋菜味微甘，性凉，归肺、大肠经；具有清热利湿、凉血止血、止痢等作用，适用于赤白痢疾、二便不通、目赤咽痛、鼻衄等病症。

　　苋菜主要有绿色、红色、暗紫色三种，但营养作用大致相同。苋菜可为人体提供丰富的营养物质，有利于强身健体，提高机体的免疫力，所以又有"长寿菜"之称。对于苋菜的功效，大致可以从两个方面来讲。

　　苋菜具有清热利湿、凉血止血、止痢的作用，对于湿热所致的赤白

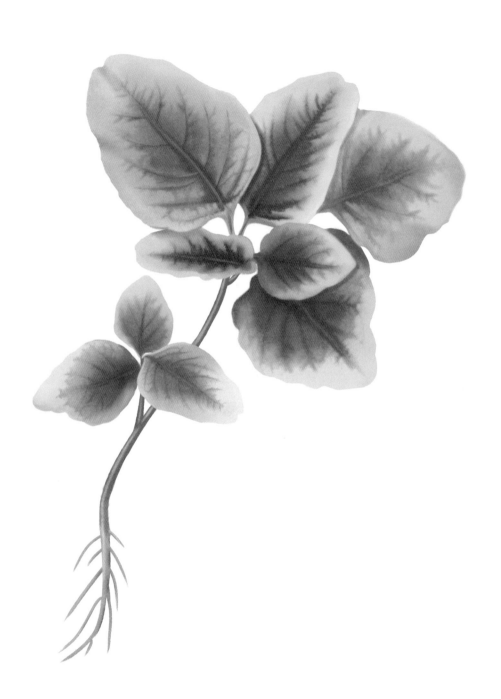

痢疾以及肝火上炎所致的目赤肿痛、咽喉红肿不利等症，苋菜具有一定的辅助治疗作用。

从营养的角度来讲，苋菜具有增强体质、促进生长发育的作用。苋菜中富含多种维生素和矿物质，尤其是所含的蛋白质、钙、铁比较容易为人体吸收，所以苋菜可以称得上是营养丰富的食疗佳品。

那么，苋菜的食疗方也有较好的养生作用。比如说，苋菜汤，具有清淡凉爽、通利二便的作用，尤其是对于燥热便秘患者，则是理想的食疗佳品。具体怎么做呢？其实很简单，就是取 400 克新鲜的苋菜，把嫩尖摘下来，去茎，洗干净，在锅内下麻油烧热，放入苋菜，用大火炒上片刻，再加高汤文火煎煮片刻，待熟后起锅，装入碗中即可食用。

除了苋菜汤之外，紫苋粥也具有清热、止痢、益脾胃、强身体的作用，适用于老年体虚、大便不畅、急性菌痢、急性肠炎等病症。那么苋菜粥具体怎么制作呢？将 150 克紫苋菜洗干净、切碎、放入锅内，加入淘洗干净的 60 克粳米，再加适量水和盐，大火烧沸后，改为文火煮粥，待粥熟后即可食用。

五味子

——五味俱全作用广

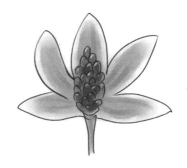

　　一般遇到不顺心的事情了，长辈们总是会安慰道"人生不如意之事十常八九，应该看开一些"，那时候其实无论怎么安慰，心里就像是打翻了的五味瓶，总不是滋味。也许有人会说，怎么气量这么小，谁还没个委屈，不是有这么一句话吗，"男人的胸怀都是委屈撑大的"。

　　后来在学习本草知识的时候，我发现有一味植物的果实叫五味子，当时就在想，现实生活中，五味杂陈还是真实存在的啊。在《新修本草》中记载"五味皮肉甘酸，核中辛苦，都有咸味"，所以称之为五味子。这在本草中也是比较少见的，一种果子五味俱全，正如人们常说的麻雀那样——"麻雀虽小，五脏俱全"。

　　五味子是木兰科多年生落叶藤本植物，秋季采收成熟果实，鲜用或晒干用。五味子是一味独具特色的中药材，它不仅五味俱有，而且还功能齐全，在浩瀚的中医药材中实属独有，并且对阴虚和阳虚都有独特的疗效。

　　中医认为，五味子味酸、甘，性温；归肺、心、肾经；具有收敛固涩、益气生津、补肾宁心等作用。适用于久嗽虚喘、梦遗滑精、遗尿尿频、久泻不止、自汗盗汗、津伤口渴、内热消渴、心悸失眠等症。一般用量

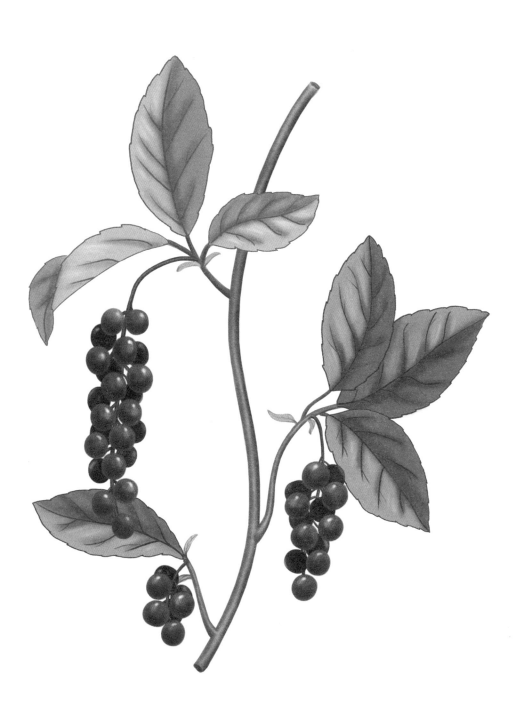

为 1.5~6 克。

　　五味子的成名作应该是生脉散，方中人参 10 克，麦门冬 15 克，五味子 6 克。用人参益气生津，五味子益气生津、敛肺止汗，麦门冬养阴生津。适用于气阴不足、体倦自汗、短气懒言、口渴咽干、脉虚无力；或久咳伤肺、气阴两伤、干咳短气、自汗等症。

　　在《本事方》中有一个方子，名唤五味子散，也堪称经典。方中用五味子 18 克，吴茱萸 6 克，一同炒香，研为细末，每日 2 次，每次 6 克，米饮送服。这个方子用五味子补肾固涩，用吴茱萸散寒燥湿，适用于脾肾虚寒有腹泻、久泻不止等症。

　　五味子对于咳嗽堪称良药，孙思邈曾用五味子汤来治疗咳嗽、唾中有脓血、痛引胸胁等症，具体用法是将五味子、桔梗、紫菀、甘草、续断各 6 克，地黄、桑根白皮各 15 克，竹茹 9 克，赤小豆 15 克等九味药，加水 900 毫升，煮取 300 毫升，分 3 次服用。

　　五味子可以止泻，如用五味子 9 克、补骨脂 9 克、肉豆蔻 6 克、吴茱萸 6 克、枣肉 6 克，水煎服，可以治疗脾肾阳虚所致之五更泻；五味子可以止汗，比如用五味子、麦冬各 9 克，牡蛎 12 克，水煎服，每日 3 次，可以治疗体虚多汗。

　　五味子还对神经衰弱、心悸不眠有一定的作用，比如用五味子 6 克，茯苓、菟丝子各 9 克，水煎去渣，加蜂蜜少许，每日 3 次。

五味子的作用比较广泛，但也有一些禁忌。比如对于外有表邪、内有实热，或咳嗽初起、痧疹初发的人来说，不适宜使用五味子。在《本草正》中曾记载，"感寒初嗽当忌，恐其敛束不散。肝旺吞酸当忌，恐其助木伤土"。而《本草经疏》中也进一步指出："痧疹初发及一切停饮，肝家有动气，肺家有实热，应用黄芩泻热者，皆禁用。"

　　五味子这味药一般是没有什么毒性可言的，但也有少数人服用后会出现胃部烧灼、泛酸及胃痛等症。所以，在临床中也需要注意，凡是对五味子过敏，或者是过敏体质的人，在使用时应加以防范。

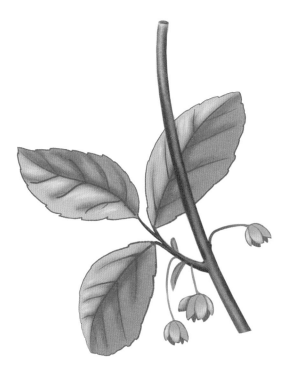

大枣

——益气养血又安神

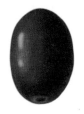
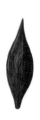

在秋季，可以说是个硕果丰收的时节，各种果子琳琅满目，一些吃货看到丰收的果实，想必连口水都要流出来了。记得有一次去超市，原本准备多买几样水果的，可是当我看到颗粒饱满、香甜可口的大枣，立即放弃买别的水果，称了几斤大枣回家。

大枣，又名红枣，据说在我国已有八千多年的种植历史了，可谓历史悠久、源远流长。自古以来，大枣就被列为"五果"（栗、桃、李、杏、枣）之一了，是我们日常生活中吃得最多的一种果实了。大枣不仅香甜可口，而且营养丰富，备受人们喜爱。

说到大枣，令我想起一个寓言故事来，从前有个人喜欢吃水果，而有一个朋友告诉他说，吃梨子虽然对牙齿好，但是对胃不好，大枣虽然对胃很好，但是吃多了伤牙齿，那人想都没想就说，那容易，我可以吃梨子只嚼不咽，吃大枣只吞不嚼。

大枣是鼠李科枣属落叶灌木或小乔木的果实，在秋季采收。大枣除了好吃之外，还是一种食疗良品，更是治病良药。中医认为，大枣味甘性温；归脾、胃、心经；具有补中益气，养血安神等作用；适用于脾虚食少、乏力便溏、妇人脏躁等症；一般用量为6~15克。

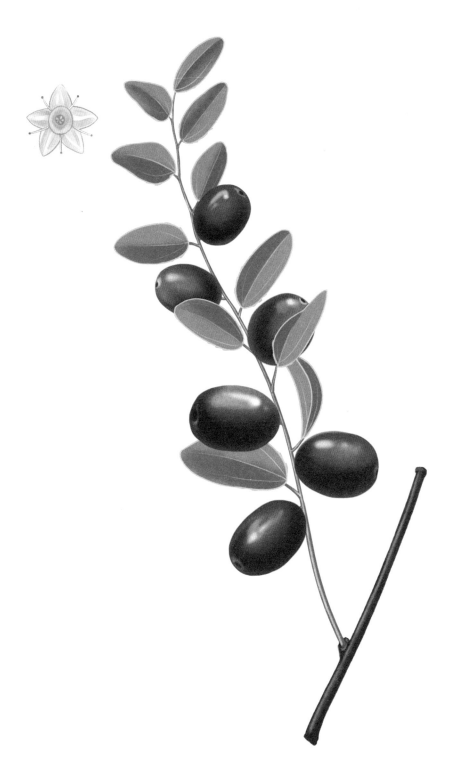

对于大枣的临床运用，最早在张仲景时代，就运用得出神入化，在《金匮要略》中有记载，治疗妇人脏躁、喜悲伤、欲哭、数欠伸等症，可以用甘麦大枣汤，即用大枣十枚，甘草三两，小麦一升，将这三味药，以水六升，煮取三升，温分三服。

大枣还有一个比较好的作用就是补虚，《醒园录》中的枣参丸，具有补气的作用，是大枣十枚，配人参一钱，布包后放在饭锅内蒸烂，捣匀为丸。在《千金方》中用大枣来治虚劳烦闷不得眠，取大枣二十枚，葱白七茎，以水三升，煮一升，去滓顿服。

对于大枣的功效，在近代中医第一人张锡纯的眼里却又是另一番景象，他认为大枣可以用来治疗脾胃湿寒、饮食减少、长作泄泻、完谷不化等症，比如他发明的益脾饼就用到了大枣，具体用法是取生白术四两、干姜二两、生鸡内金二两、熟枣肉半斤。先将白术和鸡内金各自轧细、焙熟，再将干姜轧细，共和枣肉，同捣如泥，做成小饼，放在木炭火上炙干，空腹时，当点心，细嚼慢咽即可。

大枣的确是一味食药两用的佳品，但也有一些情况是不适宜使用大枣的。有齿病且疼痛者应该忌吃大枣；痰浊偏盛、腹部胀满、舌苔厚腻、肥胖病者一般不要贪吃大枣；小儿疳积和寄生虫病的患儿建议不吃大枣。除此之外，急性肝炎患者为湿热内盛证候的以及糖尿病患者不建议吃大枣。

葡萄

——吃葡萄不知养生妙

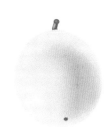

　　小时候，别人家院子里都有葡萄架，一到葡萄成熟的时候，那挂在葡萄架上的葡萄真是让人馋得直流口水。为此，我还特地央求爷爷给我们家也栽一株葡萄。直到多年以后，这株葡萄才结果，可是我们已经长大去大城市生活了。有一次回家，恰好看到葡萄架上还有很多葡萄，吃了一些，仿佛儿时的那些记忆就在眼前。

　　葡萄是一种老少咸宜的水果，而且营养价值也很高，很多人都爱吃。把葡萄做成葡萄干也照样惹人喜爱。直到后来，看了不少有关养生的书籍才发现，原来这个葡萄竟然是一味养生良药，真是让我感到惊讶不已，居然吃了这么多年的葡萄，从来不知道葡萄还有药用。

　　葡萄是葡萄科葡萄属落叶木质藤本植物，果实和藤、根、叶都可入药。对于葡萄的药用价值，其实早在两千多年前的《神农本草经》中就有记载，而且还将它列为上品，并指出葡萄具有"筋骨湿痹，益气倍力，强志，令人肥健耐饥，忍风寒"等作用，还说"久食，轻身不老延年"。也就是说葡萄的养生价值是挺高的。在《神农本草经》中对于葡萄的论述，更前卫的是"可作酒"这一句，于是乎，葡萄酒就这么诞生了。

　　葡萄在《本草纲目》中除了对葡萄果实的药用功效做了记载，还

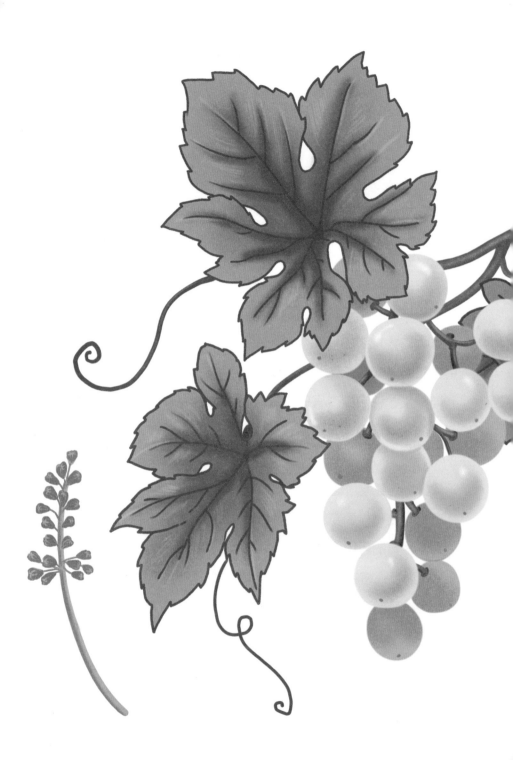

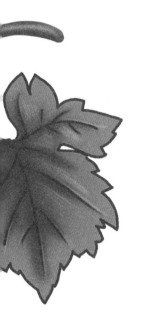

对葡萄的根、藤和叶做了记录。认为葡萄的根、藤和叶"治腰脚肢腿痛，煎汤淋洗之良。又饮其汁，利小便，通小肠，消肿满"。唐代著名的食疗专家孟诜认为葡萄的根、藤、叶"煮浓汁细饮，止呕哕及霍乱后恶心，孕妇子上冲心，饮之即下，胎安"。也就是说，早在古人的眼里，葡萄就已成为全身是宝的养生妙品了。

那么，现代的中医又是如何看待葡萄的呢？中医认为，葡萄味甘、酸，性平；归经肺、脾、肾经；具有补气血、强筋骨、利小便等作用；适用于气血虚弱、肺虚咳嗽、心悸盗汗、烦渴、风湿痹痛、淋病、不肿、痘疹不透等症；一般内服可煎汤，一般用量为15~30克；也可捣汁、熬膏、浸酒服用；外用适量，浸酒涂擦，或捣汁含咽，或研末敷撒。

葡萄这么多妙用，是不是可以肆无忌惮地吃呢？其实也不是，任何东西都必须讲究一个平衡，毕竟万事万物都是"物极必反"。唐代孟诜说过，葡萄"不堪多食，令人卒烦闷眼暗"。而后来的《本经逢原》也指出，脾胃虚弱者不宜多食，"食多令人泄泻"。还有，《医林纂要》认为，葡萄"多食生内热"。由此可见，葡萄虽好，可不要贪吃哦！

龙眼

——点睛之处在药用

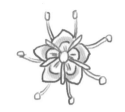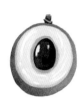

前段时间，可能是熬夜比较多，我常常觉得有点健忘、失眠，一时也没太在意。一次偶然的机会，去超市看到有龙眼正在热卖，也就随手买了一些。吃了一些龙眼过后，倒是觉得失眠和健忘好了许多。这又让我想到了龙眼的食疗价值，这龙眼原本就有养血安神的作用。

龙眼是无患子科龙眼属绿乔木的果实，又有桂圆、益智、骊珠等别名。因它的种子圆黑光泽，种脐突起呈白色，看似传说中"龙"的眼睛，所以被称为"龙眼"。龙眼与荔枝曾经都是贡品，且有"食品以荔枝为贵，而资益则龙眼为良"之说。世人只知荔枝因杨贵妃而身价不菲，却不知龙眼一点也不输给荔枝。

龙眼不仅仅是一个美味的珍果，还是具有很高养生价值的良品。中医认为，龙眼肉味甘性温；归心、脾经；具有补益心脾、养血安神的作用；适用于气血不足、心悸怔忡、健忘失眠、血虚萎黄等症；一般用量为9~15克。以龙眼入药的经典方剂，莫过于归脾汤。

龙眼在临床使用中，如果与一些合适的中药进行搭配，将会起到相辅相成的作用。与酸枣仁搭配，具有补益心脾的作用；与石菖蒲配伍，具有养心醒神的作用；与柏仁子搭配，则补心宁神的作用更好；与生姜

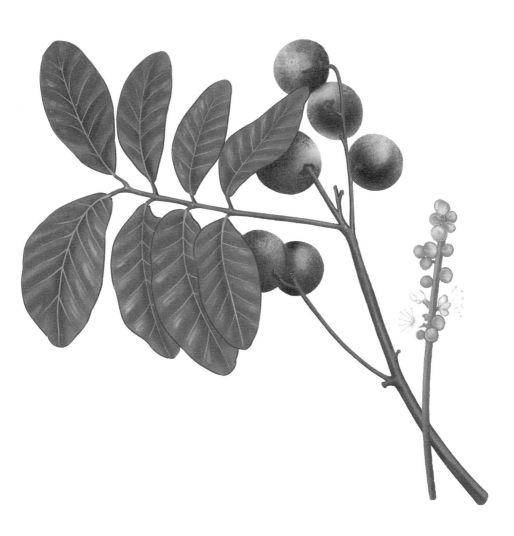

同用，可以起到健胃益胃、养血益胃的作用；与莲子肉、芡实等配伍，可以起到益气补血、健脾养心的妙用。

如果龙眼肉成为干果之后，每日嚼食 30 克，对心悸怔忡等疾患有一定的缓解作用。也可将龙眼肉蒸熟后，每日食用，对心悸怔忡、失眠、心脾血虚以及大便下血数日不愈等症，有一定的好处。也可将龙眼肉 10 克、莲子 15 克、糯米 60 克，煮成粥，每日早晚食用，对于贫血体弱、心悸失眠、精神不振等症大有裨益。

龙眼作用多多，但也并不适合所有人。在《本草汇言》中指出，龙眼"甘温而润，恐有滞气，如胃热有痰有火者；肺受风热，咳嗽有痰有血者，又非所宜"。《药品化义》也认为，龙眼"甘甜助火，亦能作痛，若心肺火盛，中满呕吐及气膈郁结者，皆宜忌用"。通俗地讲，内有痰火及湿滞停饮的人不宜食用龙眼。除此之外，孕妇需慎用。

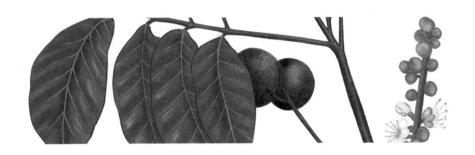

萝卜
——田间小人参

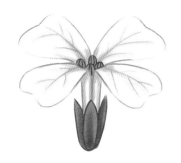

　　每次我去超市，看到超市里摆放着又大又白的萝卜，总会想起以前还在农村的时候，一到秋冬季节，田间的萝卜熟了，我们会把萝卜拔了，一来可以用来喂猪，二来也可以作为一种端得上餐桌的食材，只要制作精良，往往风味独特。

　　尤其是在冬季，天寒地冻，很多人喜欢吃涮羊肉，而这个时候加点白萝卜，既可以去膻味以及中和羊肉的温热，又可以起到预防消化不良的作用。尤其值得一提的是，白萝卜无论是与羊肉还是与猪肉一起炖着吃，都可以起到顺气补气的作用。

　　萝卜是十字花科萝卜属一二年生草本植物，根肉质，长圆形、球形或圆锥形，根皮红色、绿色、白色、粉红色或紫色。多为栽培，且品种极多，常见有红萝卜、青萝卜、白萝卜、水萝卜和心里美等品种。冬季挖鲜根，去茎叶，洗净后可食用。萝卜的种子、鲜根和叶都可以入药，具有下气消积的功能。

　　萝卜虽然极其平凡，但是它却有"小人参"的美誉，尤其是关于萝卜的一些养生谚语更是家喻户晓，比如"萝卜上市、医生没事""萝卜进城，医生关门""萝卜一味，气煞太医""冬吃萝卜夏吃姜，不要

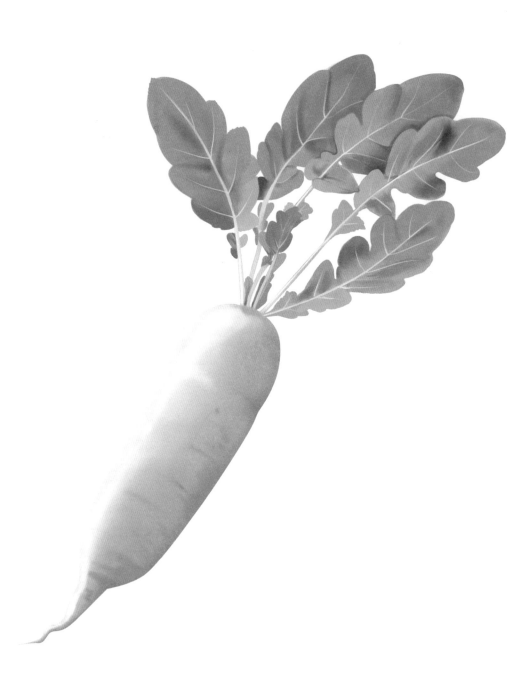

医生开药方""吃着萝卜喝着茶，气得大夫满街爬"等，更是将萝卜的养生价值渲染到一个极高的境界。

当然，萝卜并没有谚语中说的那么神乎其神，但是萝卜的确被人们广为传颂。比如文学界诗人许有壬写下"熟食甘似芋，生荐脆如梨。老病消凝滞，奇功真品题"的赞美诗句；又有医学界的大腕李时珍极力推崇，主张每餐必食，并认为萝卜具有"大下气、消谷和中、去邪热气"等作用。

萝卜究竟有些什么作用呢？中医认为，生萝卜味辛、甘，性凉；具有清热生津、凉血止血、化痰止咳、利小便、解毒；熟萝卜味甘性平；偏于益脾和胃、消食下气。萝卜适用范围比较广泛，可用于消渴口干；鼻衄，咯血；痰热咳嗽，咽喉痛，失音；痢疾或腹泻，腹痛作胀；脾胃不和，饮食不消，反胃呕吐；热淋，石淋，小便不利或胆石症等症状。虽然萝卜的作用这么多，但需要注意的是，脾胃虚寒者，不宜生食萝卜。

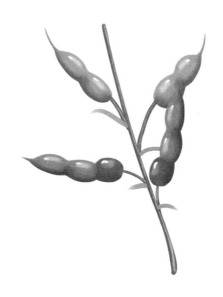

荸荠
——地下雪梨会治病

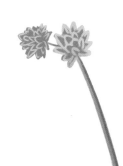

在大自然中，有些植物还真是比较奇特，比如荸荠就很有特点，它的球状根茎形似马蹄，所以人们称之为"马蹄"，而它的形状、性味又与栗子或梨子相似，因它长在泥中，所以又被称为"地栗"或"地梨"。而在古代，荸荠又有"凫茈""乌芋"等别称。

荸荠是莎草科荸荠属浅水性宿根草本植物，以球茎作蔬菜食用，但同时它也是一味良药。早在《食疗本草》中就有记载，认为荸荠能够"下丹石，消风毒，除胸中实热气"，在《本草纲目》中也有荸荠"主消渴痹热，温中益气"的记载，而在《罗氏会约医镜》中则进一步指出荸荠的作用，认为它能"开胃消食，除热生津，止痢消渴，治黄疸，疗下血，解毁铜"。

荸荠性寒味甘，口感甜脆，营养丰富，所以又有"地下雪梨""江南人参"之美誉。它具有生津润肺、化痰利肠、通淋利尿、消痈解毒、凉血化湿、消食除胀等功效，适用于热病消渴、黄疸、目赤、咽喉肿痛、小便赤热短少、外感风热、痞积等病症。

在民间，有些人遇上慢性咽炎导致嗓子不舒服，通常可以用荸荠梨汤来解决。可以用 10 个荸荠和 2 个梨，去皮切块后，加适量的水煮

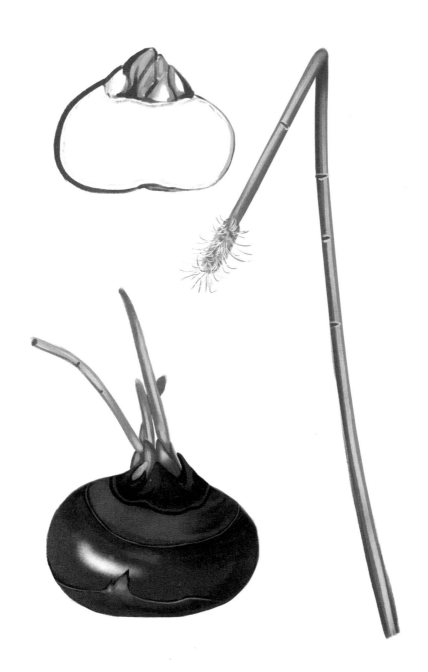

开后即可饮用。荸荠能止渴解毒、温中益气，与梨同用的话能够防止梨的寒性伤胃。当然，也可以直接将荸荠去皮后，打碎取其汁液直接服用，也能起到相同的作用。

对于大便下血或者赤白痢，可以用荸荠酒来治疗。具体用法是，取荸荠 60 克，捣烂绞取其汁液，加入米酒 1 杯，煎热后空腹服用。也可用上好的荸荠洗净拭干，不要让荸荠有所破损，泡入好酒中，密封备用。使用时取出二枚细嚼，空腹用原酒送服即可。

荸荠具有化痰的作用，对于阴虚肺热、咳嗽痰多等症也有一定的防治作用。在临床上，可以用荸荠麦冬莱菔汤来治疗。具体用法是取鲜荸荠 120 克、鲜萝卜 250 克，捣烂后绞取汁液，加入麦门冬 15 克，煎汤服用。这个方子妙在麦门冬配荸荠养阴润肺、清热化痰，萝卜配荸荠清热化痰、止咳。

对于荸荠来说，虽然生吃、熟吃都可以，但是一般每次也不要超过 10 个。早在《食疗本草》中对荸荠的食用注意事项就有了记载，如"若先有冷气，不可食，令人腹胀气满。小儿秋食，脐下当痛"。荸荠性寒，属于生冷食物，小儿消化力弱的则不宜食用，此外脾胃虚寒、大便溏泄和有血瘀等症的患者也不宜食用。

茼蒿
——人人都吃的"皇帝菜"

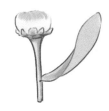

    清早去菜市场买菜，看到一菜农在一个菜摊前赫然写着"皇帝菜"三个字，我一时没反应过来，愣在那里半晌才晃过神来，原来，茼蒿在古代是宫廷佳肴，皇帝尤其喜爱，所以又称为"皇帝菜"。

    茼蒿，又称蓬蒿、蒿菜、菊花菜、塘蒿、蒿子、桐花菜，为菊科茼蒿属一年生或二年生草本植物，叶片互生，长形羽状分裂，花黄色或白色，与野菊花很像，瘦果棱，高二三尺，茎叶嫩时可食，也可入药。

    茼蒿有蒿之清气、菊之甘香，是一味食药两用的良品。在古代医书中记载，茼蒿味甘辛、性平，无毒，归肝、肾经，具有"安心气，养脾胃，消痰饮，利肠胃"等功效。

    茼蒿不仅在古代宫廷备受欢迎，其实在民间也是人们的盘中餐。在民间中医眼中，用新鲜的茼蒿煮水代茶饮，治咳嗽痰多，效果不错；用新鲜的茼蒿捣汁冲开水徐徐饮下，可防治高血压、头昏脑涨等症；用新鲜的茼蒿与菊花的嫩苗煎汤服用，可以治疗烦热头晕、睡眠不安等症；用茼蒿菜半斤，每天煮食，可防治口臭、便秘等症。一般来说，常吃茼蒿，对咳嗽痰多、脾胃不和、记忆力减退、习惯性便秘均有较好的疗效。

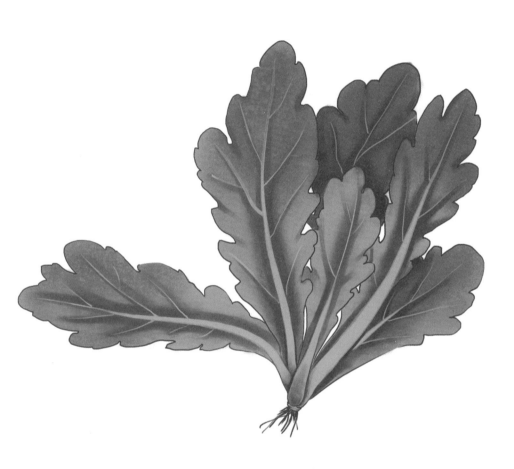

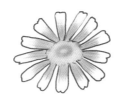

对于茼蒿的养生作用，大致可以归纳为三类。

第一类就是茼蒿具有消食开胃、通便利肺的作用。茼蒿中含有特殊香味的挥发油，有助于宽中理气、消食开胃、增加食欲，茼蒿中所含有的粗纤维有助肠道蠕动、促进排便，达到通腑利肠的作用。

第二类就是茼蒿具有清血养心、润肺化痰的作用。茼蒿里含丰富的维生素、胡萝卜素及多种氨基酸，味甘性平，具有养心安神、润肺补肝、稳定情绪、防止记忆力减退等作用。除此之外，茼蒿气味芬芳，具有消痰开郁、避秽化浊的作用。

第三类就是茼蒿具有利小便、降血压的作用。茼蒿中含有多种氨基酸、脂肪、蛋白质以及钠、钾等矿物盐，能调节体内水液代谢、通利小便、消除水肿；另外，茼蒿中还含有一种挥发性的精油以及胆碱等物质，具有降血压、补脑的作用。

茼蒿这道养生菜，只要恰到好处，自然妙不可言。但在《得配本草》中也明确指出了"泄泻者禁用"的使用禁忌，应当遵循和谨记。

宣木瓜

——不好吃的"百益之果"

提到木瓜，可能很多人会想到在超市卖的那种木瓜，说到这里也许会有人要问了，难不成除了超市里卖的那种木瓜之外，还有另一种木瓜不成？是的，木瓜不止一种，最起码就有番木瓜和宣木瓜两种。番木瓜是番木瓜科番木瓜属植物的果实，而宣木瓜则是蔷薇科木瓜属植物的果实，所以，这两种虽然都叫木瓜，但用途各不相同。

这里我们重点来说宣木瓜。宣木瓜以产于宣州区为著名，这在《本草纲目》中就有记载，"木瓜处处有之，而宣城者最佳"，并对其形态做了详细的描述，"木状如柰，春末开花，深红色，其实大者如瓜，小者如拳，上黄似着粉"。这种木瓜，在古代还会当作贡品，在明代嘉庆《宁国府志》中记载，"宣城县岁贡木瓜上等一千个，中等五百个，下等二百个，又干瓜十斤，俱解礼部"。所以，在全国各地的木瓜品种中，宣木瓜一枝独秀，极负盛名。

我们家乡就有宣木瓜，记得小时候每次看到宣木瓜开花，我总以为是海棠，后来爷爷告诉我说，这个宣木瓜其实是蔷薇科贴梗海棠的果实，所以宣木瓜的花有点像海棠花不足为奇。但是这个宣木瓜在成熟时，不能像吃海棠一样生吃，因为宣木瓜是一种野生药性木瓜，具

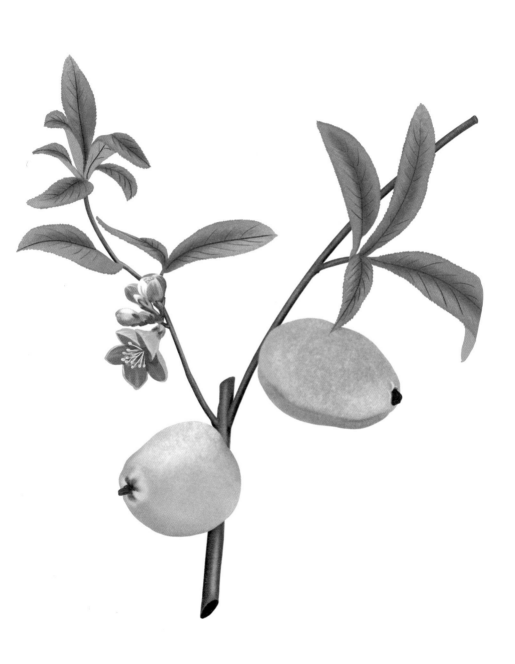

有独特的药用和保健价值，有"百益之果"之美誉。

说起宣木瓜的药效，在《药性赋》中是这么说的，"宣木瓜入肝，疗脚气并水肿"。在中医看来，宣木瓜味酸性温，归肝、脾经，具有平肝舒筋、和胃化湿等功效，适用于湿痹拘挛、腰膝关节酸重疼痛、吐泻转筋、脚气水肿等症。

宣木瓜在古代虽是贡品，但在民间也是被广泛使用的。在民间，以宣木瓜为主的单方、验方也有不少，比如宣木瓜加蜜糖煮着吃，具有顺气、活血、壮筋骨等作用；宣木瓜煎汤喝，可用于产妇催奶；老年人用宣木瓜的枝干可以做成手杖，可舒筋活络、延年益寿。尤其是宣木瓜对腰腿酸痛麻木、腓肠肌痉挛、四肢抽搐、风湿性关节炎等病症，具有良好的疗效。

宣木瓜可以煎汤内服，一般剂量是 6~10 克，也可入丸、散。如果是外用的话，剂量可根据不同病证进行增减，一般宣木瓜的外用多是煎水熏洗或捣敷患处。宣木瓜作用广泛，但湿热偏盛、小便淋闭者，请谨慎服用。

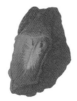
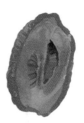

番木瓜

——与"丰胸"无关的"万寿果"

在瓜果蔬菜的世界里，总是有一些备受青睐的良品，或走俏皇宫，成为御膳；或走俏民间，成为畅销。我们就拿番木瓜来说，这味水果就极其受大众欢迎。提起番木瓜，需要与宣木瓜相互区别，这两种虽然都叫木瓜，但从植物学的角度来看，它们的科属是有区别的。宣木瓜是蔷薇科贴梗海棠的果实，而番木瓜是番木瓜科番木瓜的果实。

番木瓜果皮光滑美观，果肉厚实细致、香气浓郁、汁水丰多、甜美可口、营养丰富，被人们称之为"水果之皇""万寿果"，是岭南四大名果之一。

番木爪的果实不仅可以作水果、蔬菜，还有多种药用价值。但人们对番木瓜有些误会，由于番木瓜又称乳瓜，所以一些人自认为番木瓜具有丰胸的作用，这纯属谣言。

在有些地方，番木瓜是可以生吃的，尤其是半成熟的番木瓜，更是经常被人们当作蔬菜来食用。对于番木瓜的吃法通常有两种。一种是用它来煮汤，清香微甜，十分鲜美；另一种则是将它切成细丝，放入醋、酱油、辣椒粉等佐料凉拌生吃，清脆酸辣，略有回甜。

成熟的番木瓜是营养丰富的高档珍稀水果，含有大量的蛋白质、维

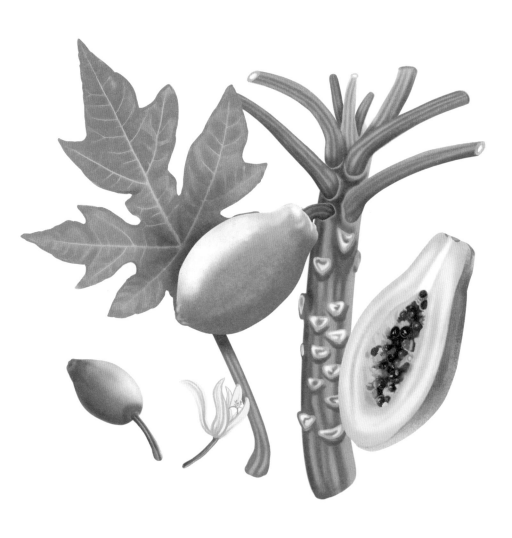

生素 C、胡萝卜素和蛋白酶等。既可鲜吃，也可制成饮料、糖浆、果胶、冰淇淋、果脯、果干等。番木瓜味甘性平，具有消食、驱虫、消肿解毒、通乳、降压等作用；适用于消化不良、绦虫病、蛲虫病、痈疖肿毒、跌打肿痛、湿疹、蜈蚣咬伤、溃疡病、产妇乳少、痢疾、高血压、二便不畅等症。

在有些地区，人们常常在进食大量的鱼和肉之后，吃一些番木瓜果甜点，可以防止消化不良，所以，成熟的番木瓜是一种比较理想的饭后水果。另外，也有人将成熟的番木瓜果肉用作化妆品（例如雪花膏、刮脸膏、洗发膏以及药膏）的增稠剂。

番木瓜作用广泛，《本草纲目》中认为番木瓜"主心痛，煎汁洗风痹"；《食物本草》中指出，番木瓜"主利气，散滞血，疗心痛，解热郁"；《岭南采药录》中记载，番木瓜"果实汁液，用于驱虫剂及防腐剂"；《现代实用中药》则讲述得更加详细，认为番木瓜"未熟果液，治胃消化不良，并为营养品，又为发奶剂。熟果，可利大小便，也可治红白痢疾"。

番木瓜食药两用，一般人群均可食用，尤其适合慢性萎缩性胃炎患者、缺奶的产妇、风湿筋骨痛者、跌打扭挫伤患者、消化不良者、肥胖患者。但对于孕妇和过敏体质的人士，则不宜食用。

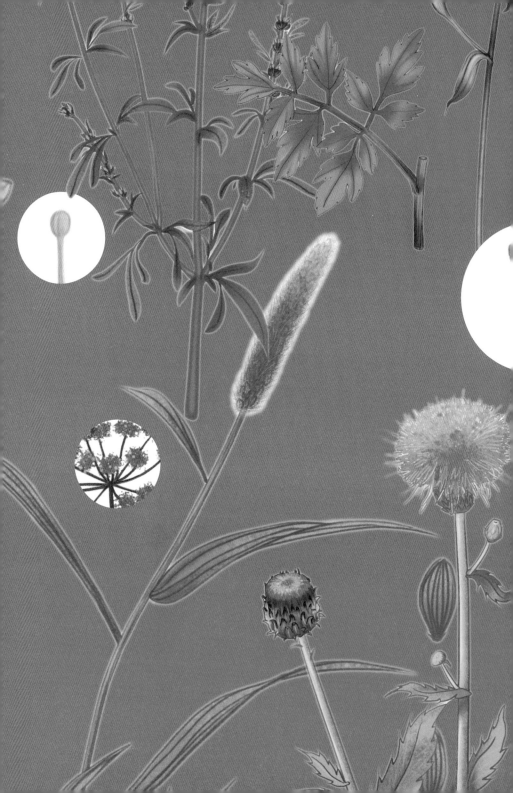

第三章

路边野花不要采

——如果真的喜欢就带它『回家』

荆芥

——解表理血的良药

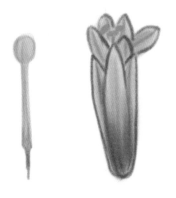

　　小时候我经常感冒，每次感冒几乎都是用中医的那一套方法治疗，而且效果还挺好。在我的印象中，生姜、紫苏、荆芥等这些药材用得比较多一些。因为这些食药两用的食材，制作起来比较方便，而且还很实惠。

　　相比较而言，生姜和紫苏，人们比较熟悉，对荆芥要陌生一点。但对于在农村长大的孩子来说，更有机会认识这些草本。就拿荆芥来说，给我留下深刻印象的是，它开着细小淡白色的唇形小花，远远望去，那景观也是挺美的。而那时候，我们总是喜欢采些这样的花花草草，玩闹嬉戏。

　　一般每次采到一些药草回家的时候，爷爷都会耐心地给我们讲解。当我第一次采摘荆芥回家的时候，爷爷告诉我说，这是荆芥，用荆芥和生姜煮粥，可以治疗风寒感冒。

　　后来学习了药用植物之后我才知道，这荆芥是唇形科荆芥属多年生草本植物。一般来说，荆芥有 30~40 厘米高；荆芥的茎呈方形，有很多分支，紫红色，被细绒毛；荆芥的叶有柄，呈分裂羽状，叶片披针形。荆芥的花多为淡白色的唇形小花，穗状花序，花穗长一寸多，花

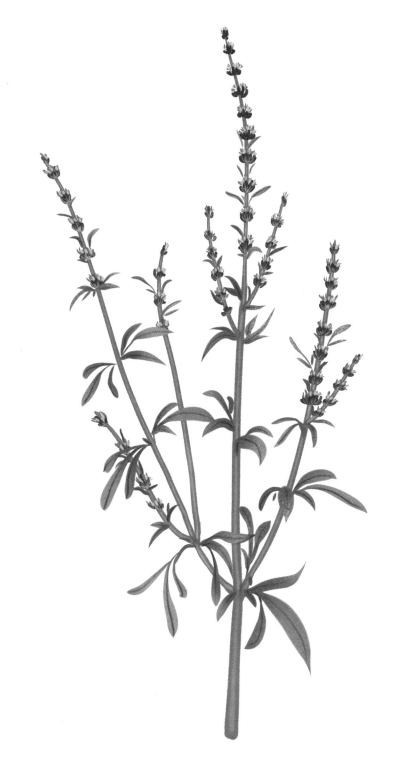

轮生在花轴上。荆芥这种植物多生于山野、路旁、田边。

一般来说，荆芥药用全草，夏秋季采收，晒干备用。在中医看来，荆芥味辛微苦，性微温。归肺、肝经。具有解表散风、透疹、消疮、止血等作用。适用于感冒发热、头痛、目痒、咳嗽、咽喉肿痛、麻疹透发不畅、风疹、痈肿、疮疥等症。如果将荆芥炒炭，作用就又不一样了，荆芥炭具有理血止血的作用，适用于衄血、吐血、便血、崩漏、产后血晕等症。

荆芥这个药，生用和炒炭之后的作用完全不一样，生用的主要功效是祛风解表，而炒炭则具有理血止血的作用。除此以外，不同的搭配，药效也各不相同。比如，荆芥配防风、羌活，可以治疗风寒表证；荆芥配银花、连翘、薄荷，可以治疗风热表证；荆芥配生石膏，可以治疗风热头痛；荆芥配牛蒡子、桔梗、生甘草，可以治疗咽喉肿痛；荆芥炭配槐花炭，可以治疗便血；荆芥炭配白茅根，可以治疗鼻衄。

除此之外，荆芥与紫苏在药效上需要做一些小小的鉴别。荆芥与紫苏，都能发汗解表，但紫苏散寒的作用强，偏入气分，又能理气宽中；而荆芥祛风的作用胜，偏入血分，炒炭又能止血。所以，很多中医临床家在临证用药时，常在理气方中选紫苏，而在理血剂当中多用荆芥。

大自然就是这么神奇，原本荆芥不过是山野路旁一个并不怎么引人注目的小角色，但在中医人士的手里，立刻变得气象万千、生机勃勃。

狗尾巴草

——毫不起眼的药草

　　说到狗尾巴草，估计很多人都十分熟悉，一般在山野、路旁随处可见。狗尾巴草通常被人们认为是杂草，在农村，狗尾巴草做猪草都觉得质量很差，一般都是选择作为杂草丢进牛圈或羊圈，喂牛羊了。

　　一些民间艺术家，喜欢用狗尾巴草来制作成各种观赏物或玩具来逗小孩子开心。狗尾巴草最具特点是那花穗，犹如狗尾，惹人喜爱。小时候，我们经常会采摘狗尾草编织各种玩具。

　　但是，很少有人知道这毫不起眼的狗尾巴草，其实也是一味药材。从植物学的角度来看，狗尾巴草是禾本科狗尾草属的一种一年生草本植物。中医认为，狗尾巴草味甘、性平或温，归脾、胃二经；具有清热利湿、祛风明目、解毒杀虫等作用。适用于风热感冒、黄疸、小儿疳积、痢疾、小便涩痛、目赤涩痛、目赤肿痛、痈肿、寻常疣、疮癣等症。

　　在古代的本草书籍中记载，"莠草，秀而不实，故字从秀。穗形象狗尾，故俗名狗尾。其茎治目痛，故方士称为光明草，阿罗汉草"。既点明了狗尾巴草的学名，又把主要作用说了个梗概。

　　在《本草纲目》中记载，"凡赤眼拳毛倒睫者，翻转目睑，以一二茎蘸水戛去恶血"，也就是说狗尾巴草可以治疗赤眼拳毛倒睫之证。《本

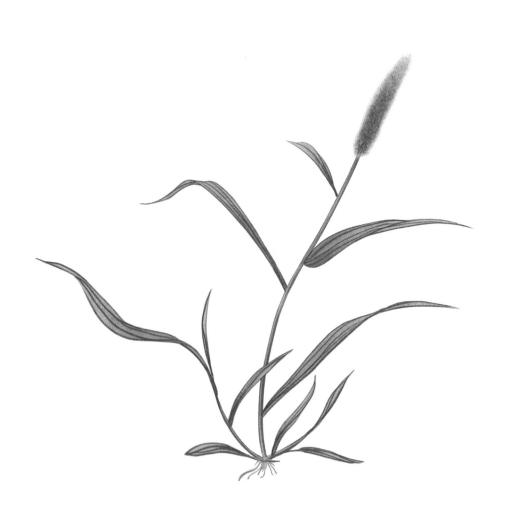

草纲目拾遗》记载，"面上生癣，取草效茎揉软，不时搓之"，意思是狗尾巴草可以治疗"疗痈癣"等症。在《分类草药性》中记载，用狗尾巴草研为细末，与羊肝蒸食，可以防治远年眼目不明。

狗尾巴草除了是一味中药之外，其实还有一段故事。传说中，仙女下凡，与一凡人相爱，仙女因久未回天庭，王母娘娘察觉后，棒打鸳鸯。在仙女与天庭斗争的过程中，万般无奈之下，仙女的宠物仙犬舍生取义，挺身而出，为救主人而牺牲了自己的性命。王母被他们的爱情故事所感动，决定放他们一条生路。仙女与凡人的爱情得到了守卫，但仙女的爱犬却永远牺牲了。后来，在仙女与凡人相爱的原野上，长满了狗尾巴草。凡人感叹仙犬忠心护主，也感叹他们的爱情来之不易，于是就用三支狗尾巴草编成麻花辫状，编成一条，根据手指的大小弯个圈打成结，戴到手指上，代表对爱的见证。

在没有了解狗尾草之前，也许会很厌恶这种草，当我们了解了这种草的药效和故事后，再在山野路旁看见了，是不是会有一种莫名的亲切感呢？

猪殃殃

——麦田里的治病良药

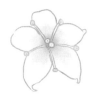
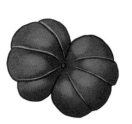

　　小时候，一到麦穗开始抽条时，我们就喜欢采摘麦梗做哨子。望着绿油油的麦苗，想着要掐断麦梗做哨子，还是有些心疼的，但那时年少，毕竟还是喜欢玩玩具的，既然麦梗能制作哨子，偶尔拔几颗麦苗，也是情有可原的。

　　但是有一次，在拔麦苗时遇上了一段插曲。由于刚刚雨过天晴，我在田边拔麦苗，一不小心滑倒在麦田的行间里，行间里的杂草划伤了手指，鲜血直流，见此状况，我哇哇大哭地跑回家，寻求安慰。爷爷问清缘由，发现我是被一种叫猪殃殃的野草划伤的。

　　其实猪殃殃在我们老家只是一种喂猪的野草，在麦田里纯属杂草，也没人在意过它，要不是划伤了指头，估计到现在也不会想起它。精通中医的爷爷说，这猪殃殃其实是一种草药。

　　猪殃殃是茜草科拉拉藤属草本植物。这种草是多枝、蔓生或攀缘状草本，茎呈四棱柱形，茎和叶均有刺毛，犹如锯齿，所以又称之为锯锯藤或锯子草。

　　猪殃殃这种草全草可以入药，具有清热解毒、消肿止痛、利尿、散瘀等功效；可以治疗淋浊、尿血、跌打损伤、肠痈、疖肿、中耳炎等病证。

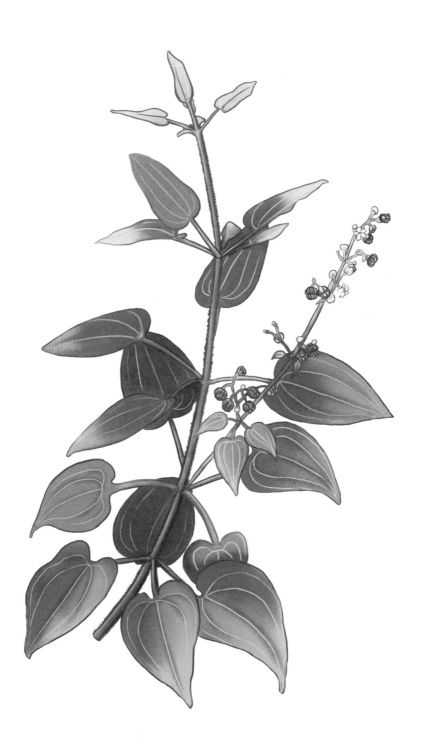

猪殃殃这种草，作用还挺广泛的。比如风热感冒，可以用猪殃殃30克和大青叶15克，水煎服。如果感冒发热，可以用猪殃殃全草30克，水煎服，也可用新鲜的全草60克，捣烂取汁服用。

猪殃殃抗感染作用较好，比如，急性膀胱炎，可以用猪殃殃、车前草各30克，金银花10克，水煎服；盲肠炎，可以用新鲜的猪殃殃250克，水煎后，分多次服用，每次少喝一点；对于漆性皮炎，可以用新鲜的猪殃殃捣烂后取汁外敷。

猪殃殃止血作用好，牙龈出血，可用猪殃殃50克，山豆根20克，水煎服；而尿血、便血，可以用猪殃殃、茅根各30克，仙鹤草15克，水煎服。

猪殃殃还是妇科良药，比如，女性闭经，可以用猪殃殃20克、香附子10克、益母草30克，水煎服；痛经，可以用猪殃殃全草15克、

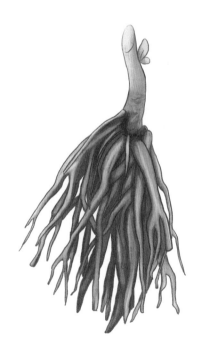

益母草 6 克，水煎服；对于乳腺炎，可以用新鲜的猪殃殃 180 克，捣烂外敷。

猪殃殃也是外科良药，比如，跌打损伤，可以用猪殃殃 120 克，捣烂外敷；毒虫咬伤，可以用新鲜的猪殃殃 120 克，捣烂外敷，同时用鲜草水煎服用。

要是不经过挖掘，猪殃殃就是麦田里的一株野草，或者是猪嘴里的一棵猪草，没有人会在意，然而，当你发现它有这么好的药用功效时，还舍得让它繁芜吗？

半夏
——化痰降逆的要药

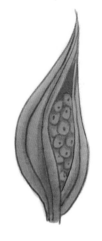

　　小时候，我常常跟着爷爷做农活，尤其是到了夏天，田间野草繁茂，需要除草。其实每次跟着爷爷去除草，都能学到很多东西，尤其是爷爷会讲讲田野草丛中的很多故事。

　　对于半夏这味草药，想起来还有些悸动。那年夏天，我随爷爷在农田里除草，也是中午有些疲倦，爷爷坐在田埂上休息，我在田里自由活动。看到一些很有意思的三叶草，尤其是那花苞，甚是可爱，于是我将这株草连根拔起，根部却有圆形状块茎，当时还以为这个能吃，于是吃了几个，殊不知没到三分钟我就口水直流、嘴巴发麻，开始感到呼吸有一点困难。年少的我，第一次遇到这样的情景，都吓哭了，爷爷闻讯赶来，看到眼前这一幕，就什么都明白了，赶紧把我带回家，取一块生姜捣汁给我喝，我这才恢复过来。

　　事后，爷爷告诉我，我那次误食的块茎叫半夏，在民间，由于有毒，人们又戏谑地称之为"三步跳"。从植物学的角度来说，半夏是天南星科植物半夏的块茎，在中医临床中占有重要的一席。中医认为，半夏味辛性温，有毒，具有燥湿化痰、降逆止呕、消痞散结等功效。适用于湿痰冷饮、呕吐、反胃、咳喘痰多、胸膈胀满、痰厥头痛、头晕不眠、

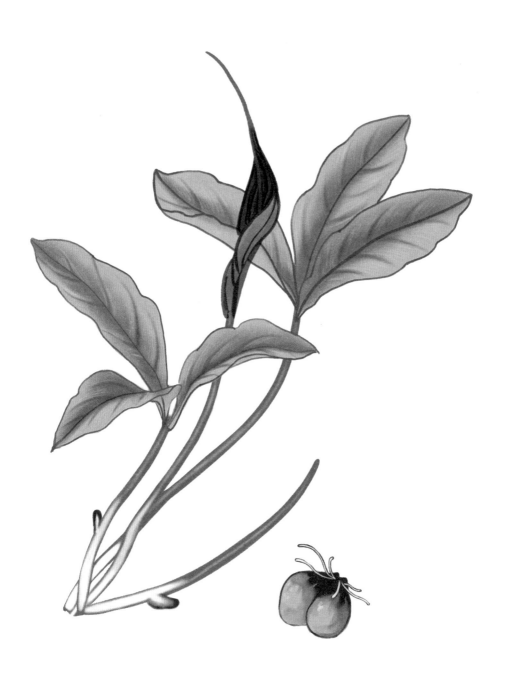

梅核气等症，外用具有消痈肿的作用。

半夏虽然有一定的毒性，但也是一味临床常用的治病良药，早在《神农本草经》中就有记载，半夏"主伤寒寒热，心下坚，下气，喉咽肿痛，头眩胸胀，咳逆，肠鸣，止汗"，《本草纲目》认为半夏能够"除腹胀，目不得瞑，白浊，梦遗，带下"等症，可以说半夏是一位治病能手。

古往今来，运用半夏治病的医生不计其数，运用半夏的方子也数不胜数，但有4个使用半夏的方子，堪称经典中的经典，不妨一睹为快。

首先说说半夏秫米汤，这个方子来源于古老的《黄帝内经》，是用来治疗失眠症的。一般可使用半夏15克、秫米30克，用甘澜水煎煮，效果较好。这里的甘澜水（"流水千里以外，扬之万遍"）颇有学问，因其源远流长，能荡涤邪秽，疏通下达，取此煎药可以调和阴阳。半夏、秫米合用，助以甘澜水，使这个方子有通有补、有升有降，起到了补虚泄实、沟通阴阳、和利营卫的功效。

再说说半夏泻心汤，这个方子来源于大名鼎鼎的《伤寒论》，是用来治疗寒热互结之痞证的。全方由半夏12克，黄芩、干姜、人参各9克，黄连3克，大枣12枚，甘草9克组成。适用于心下痞、但满而不痛，或呕吐、肠鸣下利、舌苔腻而微黄等症，而半夏在这个方子中扮演的角色是散结除痞、降逆止呕。

接着说说半夏厚朴汤吧，这个方子也是大名鼎鼎的医圣张仲景创立的，是主治梅核气的。全方由半夏12克、厚朴9克、茯苓12克、生姜9克、苏叶9克组成，适用于咽中如有物阻、咯吐不出、吞咽不下、胸膈满闷，或咳或呕、舌苔白润或白滑、脉弦缓或弦滑等症。半夏在这个方子中又是起什么作用呢？在这里，半夏苦辛温燥，具有化痰散结、降逆和胃等功效。

　　最后说说半夏白术天麻汤吧，这个方子来自于《医学心悟》，主治风痰上扰证。全方由半夏9克，天麻、茯苓、橘红各6克，白术15克，甘草3克组成，在煎煮时需加生姜一片，大枣二枚。适用于眩晕、头痛、胸膈痞闷、恶心呕吐、舌苔白腻、脉弦滑等症，在这个方中，半夏所起到的作用是燥湿化痰、降逆止呕。

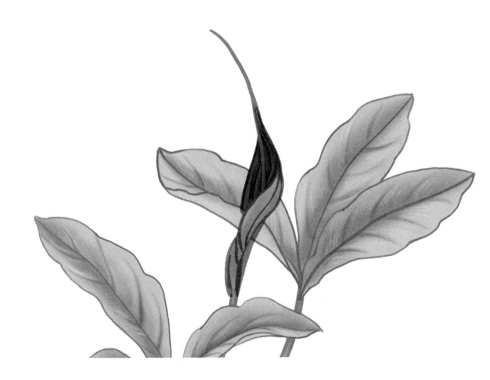

鱼腥草

——能解"痈疽疮毒"的多面手

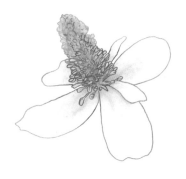

　　在山野路旁，鱼腥草其实十分常见，但是有很多人将它当作猪草割了，或者是当作野草扔了。它在中医的眼中可是治病良药。

　　鱼腥草又名狗心草、折耳根、狗点耳，是三白草科蕺菜属植物，还有一个十分雅致的名字叫——蕺菜。对于鱼腥草这个名字，在《名医别录》里就有明确记载，"生湿地，山谷阴处亦能蔓生，叶如荞麦而肥，茎紫赤色，江左人好生食，关中谓之菹菜，叶有腥气，故俗称鱼腥草"。

　　鱼腥草在夏季时，会开白色小花，远远望去，白花点缀，微风吹来，香气扑鼻，在茎叶茂盛、花穗繁多时采割，除去杂质，晒干后即可药用。

　　中医认为，鱼腥草味辛微苦，性寒凉，归肺、肝经，具有清热解毒、消肿疗疮、利尿除湿、清热止痢、健胃消食等功效，适用于实热、热毒、湿邪、疾热引起的肺痈、疮疡肿毒、痔疮便血、脾胃积热等证。

　　鱼腥草治疗肺痈可谓经典良药，在《本草经疏》和《滇南本草》中都有记载。用鱼腥草捣汁，加上年久的芥菜卤一起服用，可以治疗肺痈；用鱼腥草、天花粉和侧柏叶各等分，水煎服用，可以治疗肺痈吐脓吐血。

　　鱼腥草还是治疗肺炎的良药，比如用鱼腥草、厚朴和连翘各 10 克，

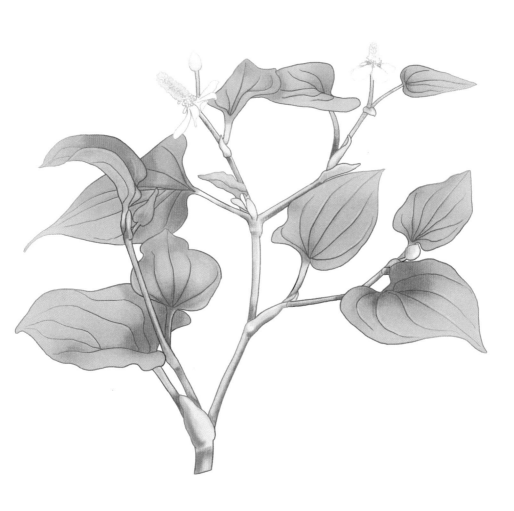

研为细末，用 30 克桑枝煎水冲服鱼腥草药末，可以治疗病毒性肺炎、支气管炎和感冒等呼吸道疾病。除此之外，用鱼腥草和猪肚子炖汤喝，还可以治疗肺病咳嗽盗汗。

鱼腥草对疮痈似乎很感兴趣，肺痈能治，那么痈疽疱毒能治吗？痔疮能治吗？肛痈能治吗？本草书籍记载，把鱼腥草晒干后研为细末，用蜂蜜调敷，可以治疗各种痈疽疱毒，阴疽除外；用鱼腥草煎汤后，加水酒服用，药渣熏洗患处，可以治疗痔疮；用适量的鱼腥草，煎汤熏洗，可以治疗女性外阴瘙痒以及肛痈等症。

除此之外，用鱼腥草 18 克、山楂炭 6 克，煎水后加蜂蜜调服可以治疗痢疾；用鱼腥草 24~30 克，水煎服用，可以治疗热淋、白浊、白带等症；用新鲜的鱼腥草捣烂取汁，滴鼻，并用干燥的鱼腥草 20 克煎水服用，可以治疗慢性鼻窦炎。

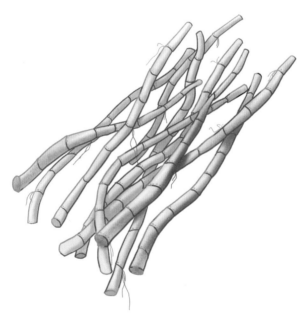

前胡
——风热痰证的灵丹妙药

　　小时候，在我们家乡小孩子们会采集一些植物卖给小卖铺或药店，换点零用钱，比如采鱼腥草、益母草、前胡、丹皮等植物。鱼腥草在山野路旁比较多，益母草也是，这些主要是采摘地上的茎叶，比较简单。而前胡与丹皮一样，一般是挖根，但挖前胡要比挖丹皮简单一些，这对于小孩子来说，既能满足采药的好奇心，又能挣点小钱儿，可谓两全其美。

　　记得有一次我采挖了不少前胡，准备卖的时候，我问爷爷前胡有什么用。爷爷说，前胡是伞形科前胡属多年生草本植物，是一味中药，尤其祛痰清热效果比较好。

　　后来，我才知道前胡这个植物的确是一味很好的中药材。在中医看来，前胡味苦、辛，性微寒，归肺经；具有降气化痰、散风清热的作用；适用于痰热喘满、咯痰黄稠、风热咳嗽痰多等症，一般内服用量为3~9克。

　　前胡在历代本草中都有记载，而且作用比较广泛，比如在《名医别录》中记载，前胡"主疗痰满胸胁中痞，心腹结气，风头痛，去痰实，下气。治伤寒寒热，推陈致新，明目益精"，基本上把前胡的主要作用

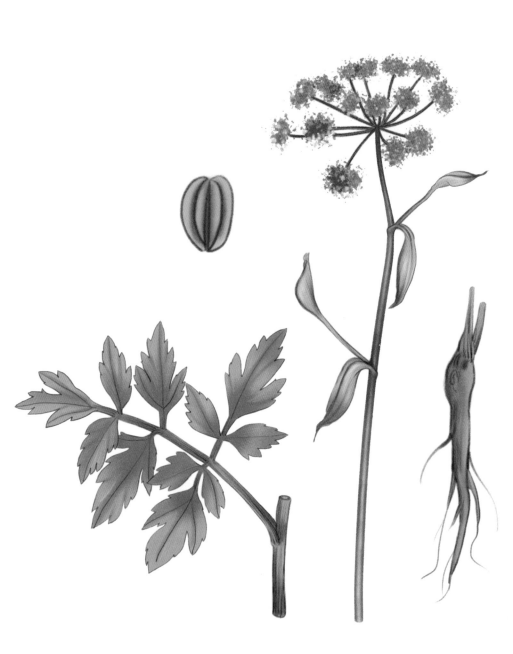

做了简要说明；在《日华子本草》里指出，前胡能"治一切劳，下一切气，止嗽，破癥结，开胃下食，通五脏，主霍乱转筋，骨节烦闷，反胃，呕逆，气喘，安胎，小儿一切疳气"，更进一步扩大了前胡的使用范围；在《滇南本草》中进一步探索，认为前胡"解散伤风伤寒，发汗要药，止咳嗽，升降肝气，明目退翳，出内外之痰"。这些作用在李时珍看来，也就 9 个字可以概括："清肺热，化痰热，散风邪"。

对于前胡的临床作用，主要还是通过组方和配伍来表明。《圣济总录》中的前胡饮，可以治疗肺热咳嗽、痰壅、气喘不安等症，具体用法是取前胡（去芦头）15 克，贝母（去心）、白前各 10 克，麦门冬（去心，焙）15 克，枳壳（去瓤、麸炒）10 克，赤芍药、麻黄（去根节）各 5 克，蒸大黄 10 克。将这些药研为细末，装瓶备用，每次使用时，取 10 克药末，用水 100 毫升煎取 70 毫升，除去药渣，食后温服，每日两次。

而在《圣惠方》中的前胡散，具有治疗咳嗽涕唾稠黏、心胸不利、时有烦热等症，具体药方是：前胡（去芦头）10 克，麦门冬（去心）15 克，贝母（煨微黄）10 克，桑根白皮（锉）10 克，杏仁（汤浸，去皮尖，麸炒微黄）5 克，甘草（炙微赤，锉）1 克。将这些药捣筛为散，每次服用 12 克，用水 120 毫升，加入生姜一薄片，煎煮至 60 毫升，去渣，温服。

大部分本草都有它的适应证，也有它的禁忌证，对于前胡来说，也是一样。前胡在哪些情况下不宜使用呢？一般来说前胡的适应证是风热痰证，而对于气虚血少引起的疾病，或者阴虚火炽、凝结为痰而引起的咳喘；真气亏虚，气不归元，导致的胸胁逆满；头痛不因于痰，而因于阴血虚；内热心烦，外现寒热而非外感的，都不要使用前胡。

蛇床子
——女性私处的守护神

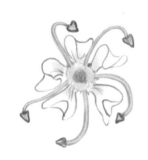

　　对于女性而言，秘密花园的健康是女人身心健康的头等大事。尤其是炎症君，总是光顾女性的秘密花园，倘若哪个女子一不小心染上了，瘙痒难耐，且又难以启齿，往往默默承受着难以言表的折磨。

　　其实，在本草的世界里，就有一味草药，可以说是女性私处的守护神，但一念起这味草药的名字，又让人不寒而栗。这么一说，也许有人会问，究竟是什么草药呢？此药便是蛇床子。

　　蛇床子与蛇有关系吗？或许古代传说与蛇有关系，但从本草的角度来看，蛇床子只不过是伞形科蛇床属一年生草本蛇床的成熟干燥果实罢了。对于外行来说，一听名字还真有点唬人，但实际上并非如此。

　　那么，这蛇床子究竟有些什么用呢？蛇床子味辛、苦，性温；有小毒；归肾经。具有燥湿祛风、杀虫止痒、温肾壮阳等作用。适用于阴痒带下、湿疹瘙痒、湿痹腰痛、肾虚阳痿、宫冷不孕等症。内服用量为3~9克；外用适量，多煎汤熏洗，或研末调敷。

　　从蛇床子的功效来看，可以知道此药对于女性而言，可谓是良药一味。蛇床子对阴痒带下、宫寒不孕等症都有作用，这对于女人而言，可谓是福音啊！

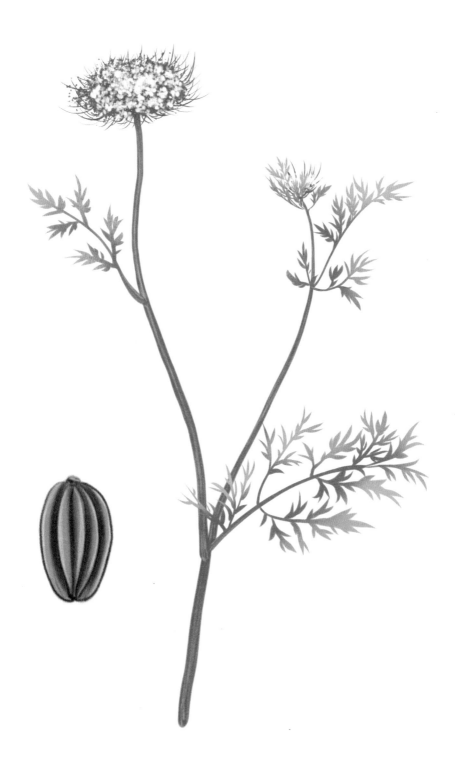

蛇床子尤其是对于妇科炎症，可以说是必备良药。适用于外阴湿疹、妇人阴痒、滴虫性阴道炎等症，大多采用煎汤外洗即可。

蛇床子这味药，外用擅治皮肤疥癣、湿疮、瘙痒等症，疗效颇佳。从古至今，蛇床子均被历代医家视为治疗皮肤病、瘙痒症的要药。可以广泛应用于小儿癣症、恶疮、皮肤湿疹、过敏性皮炎、头疮、妇女阴痒、滴虫性阴道炎等症，大多疗效显著。

蛇床子内服外用均可治病，但外用的情况居多。比如清代名医陈士铎在《本草新编》中就这样说过："蛇床子，功用颇奇，内外俱可施治，而外治尤良。"

蛇床子在山坡、草地、路旁、灌丛中及林下或可找到，一般以干燥的果实入药。一般来说，女性私处的炎症，蛇床子和苦参两药基本上会被选中。蛇床子在使用时，也有一些注意事项，比如下焦有湿热，或肾阴不足、相火易动以及精关不固的患者，一般不要服用蛇床子。

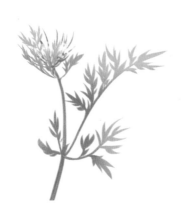

马齿苋

——食药两用的"长命草"

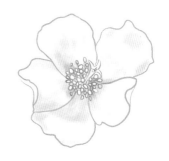

　　记得小时候，家在农村，家里养猪，每天我都要给猪割猪草，时间一长，近处田野的野草都被割完了，就得跑到更远的地方去割。有一次，我跟着爷爷去比较远的田边，也是因为去了远方的田野，就有了很多收获，比如与这马齿苋的相识。

　　爷爷告诉我说，马齿苋其实是一种作用极其广泛的草本植物，是马齿苋科马齿苋属一年生草本植物，它的特性是喜肥沃土壤，耐旱也耐涝，生命力强，生于菜园、农田、路旁。在一般人眼中，这马齿苋不过就是田间常见的杂草罢了。然而，在中医人的眼里，这马齿苋全草可供药用，有清热利湿、解毒消肿、消炎、止渴、利尿作用；种子还有明目的作用。在养生家的眼里，这马齿苋可是很好的食材。在比较有经验的农家眼里，马齿苋又可作为兽药和农药，以及牲口的饲料。

　　因为马齿苋既能耐旱，又能耐涝，生命力极其顽强，所以又有"长命草"之称。在药用的时候，作用极其广泛。中医认为，马齿苋味酸，性寒；归肝、大肠经；具有清热解毒、凉血止血、止痢等作用；适用于热毒血痢、痈肿疔疮、湿疹、丹毒、蛇虫咬伤、便血、痔血、崩漏下血等症。一般干品的用量为9~15克；鲜品可加大至30~60克；外用适量，

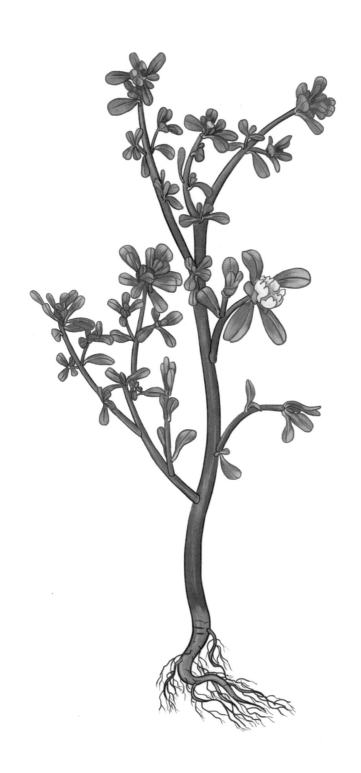

捣烂敷患处即可。

　　对于马齿苋这味食药两用的良品，历代本草各有不同看法，比如李时珍认为，"马齿苋所主诸病，皆只取其散血消肿之功也"；苏颂认为，马齿苋可治疗"女人赤白下"；苏恭认为马齿苋"饮汁，治反胃诸淋，金疮流血，破血癥瘕痃癖，小儿尤良"；孟诜则认为，马齿苋"作膏，涂湿癣、白秃、杖疮。又主三十六种风。煮粥，止痢及疳痢，治腹痛"。从这些古代本草中可以看出，马齿苋这味药可谓是"神通广大"。

　　马齿苋在治病方面，可谓是行家里手，对很多种疾病都有一套。各种虫咬可以用马齿苋来搞定，比如射工咬伤、蜈蚣咬伤、毛虫螫人、蜂虿螫人，可以用马齿苋捣汁内服，并用药渣外敷，或者用马齿苋捣烂取汁内服外涂，均可取效。

　　马齿苋对于女性健康也是特别关爱，比如对于女性的齿白带下，可以用马齿苋捣烂绞汁 30 毫升，加鸡蛋清 1 个，先将鸡蛋清温热，再下马齿苋汁，微温顿服。如果是产后虚汗，可以用新鲜的马齿苋研汁 30 毫升服用，如果没有新鲜的，可以用干品煮汁服用。如果是产后血痢、小便不通、脐腹疼痛，可以用生马齿苋菜杵汁 30 毫升，煎沸后加蜂蜜 10 毫升，调和后服用。

　　马齿苋具有良好的止痛效果，比如，肛门肿痛，可以用马齿苋叶、三叶酸草各等分，煎汤熏洗，一天两次；风齿肿痛，可以用马齿苋一把，嚼汁渍之，即日即可肿消；阴肿痛极，可用马齿苋捣烂外敷，效果较好。

　　马齿苋对于各种疮疡的治疗颇有良效，比如，痔疮初起，可以用马齿苋，煮熟后，吃菜喝汤，并用煎好的马齿苋汤熏洗患处；疮久不愈合，年长月久的，可用马齿苋捣烂外敷，也可取汁煎稠熬膏外敷；耳内外恶疮及头疮、肥疮等，可以用黄柏 15 克，干马齿苋 30 克，研为细末，外敷患处。

除此之外，马齿苋还可以用来治疗腋下狐臭，具体做法是将马齿苋杵烂，用蜜和成团，纸裹泥固半寸厚，晒干，烧过之后，研为细末。每次以少许蜂蜜做成饼，先以生布揩腋下患处，用做好的药饼夹在腋下，刚开始会有些疼痛，稍微忍一会儿，再取掉药饼，每天一次，以愈为度。

马齿苋虽然"神通广大"，但不是所有人都适合的，比如脾胃虚弱、受凉引起腹泻、大便泄泻的患者不宜使用马齿苋，还有孕妇不能吃马齿苋。在食用马齿苋的时候不要与甲鱼同食，否则会导致消化不良，甚至引起食物中毒等症。

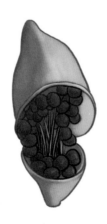

蛇莓
——有毒亦有药用

记得小时候，我见过一种长得像草莓的植物，当时出于好奇，准备摘着吃，然后就有认识这个植物的大哥哥告诉我，千万别吃。我问为什么，他说这个植物结的果子是给蛇吃的。听他这么一说，我吓了一跳，赶紧把摘到手的果子扔掉了。然后跑回家跟爷爷讲了这个事情，爷爷听完乐了并给我解释，那个不是草莓，而是蛇莓，这个果子有毒，的确不可轻易食用。

蛇莓是蔷薇科蛇莓属多年生草本，全株有柔毛，匍匐茎长。小叶片倒卵形至菱状长圆形；花单生于叶腋，呈黄色；瘦果卵形，光滑或具不明显突起，熟后呈红色。一般多野生于山坡、草地上、路旁、沟边或田埂杂草中。

蛇莓其实也是一种中药材，早在《名医别录》中就有记载。中医认为，蛇莓味甘、酸，性微寒，花果有小毒；归肺、肝、大肠经；具有清热、凉血、消肿、解毒等作用，适用于热病、惊痫、咳嗽、吐血、咽喉肿痛、痢疾、痈肿、疔疮、蛇虫咬伤、烫火伤等症；若是内服煎汤，一般用量为 15~25 克；也可用鲜品捣汁，若是外用，可以捣敷或研末撒患处。

以前也有人说千万不要食用蛇莓，否则会有生命危险，此药有一

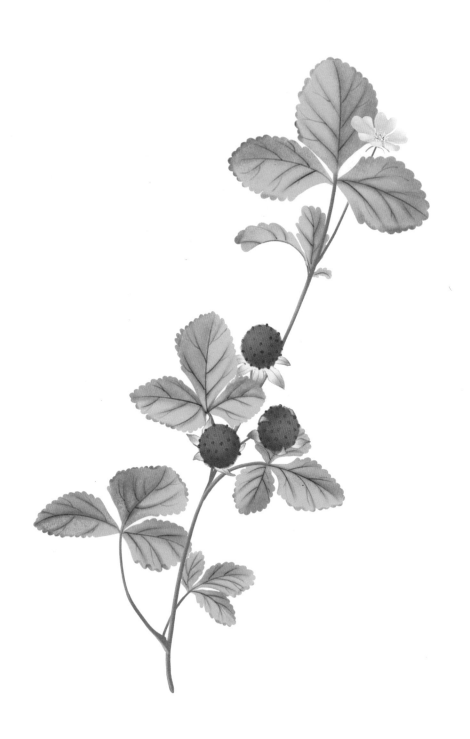

定的毒性不假，但不至于如此严重，正如《本草纲目》所说，"俗传食之能杀人，亦不然，止发冷涎耳"，可见，食用蛇莓会导致全身发冷、口中流涎等症，所以尽量不要误食。

蛇莓虽然不能作为一种水果食用，但蛇莓的药用价值还是值得挖掘的。在《名医别录》里认为蛇莓可以治疗"胸腹大热不止"；陶弘景认为蛇莓治疗"伤寒大热，及溪毒、射工毒，甚良"；《日华子本草》认为蛇莓可以"通月经"；《生草药性备要》认为蛇莓能够"治跌打，消肿止痛，去瘀生新，浸酒壮筋骨"；《闽东本草》则认为蛇莓具有"化痰止咳，祛风，活血"的作用，可以治疗"伤风感冒，咳嗽，哮喘，风火牙痛，口舌生疮"等症。

总体来说，蛇莓全草可供药用，具有清热解毒、活血散瘀、收敛止血等作用，还可以作为治毒蛇咬伤、敷治疗疮等症的药材；除此之外，还可以用于杀灭蝇蛆。近年来的研究发现，蛇莓可用于痈肿疔毒、瘰疬结核等症的防治，可与蒲公英、地丁草、野菊花、夏枯草等药同用，效果更佳；蛇莓也可用于癌肿的治疗，可与白花蛇舌草、七叶一枝花等药配合使用；蛇莓也可以用于水火烫伤，可配虎杖根同用。

蛇莓是一种寒性的果实，虽然不建议食用，但它仍有清热解毒的功效，只是容易伤及脾胃，所以脾胃虚寒的人要慎吃。对于蛇莓的口味，就不要期待与草莓相提并论了，至少目前为止我都没敢去吃呢，如果实在想试一下的话，建议将蛇莓清洗干净，最好用盐水浸泡一下，清水多冲洗几遍后再吃。

蒲公英

——至贱而有大功

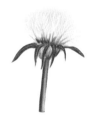

　　小时候，我常常随着爷爷去田边清除杂草，那种时光至今难忘。记得有一次，在去田边的路上，我看到一种类似伞状的白花，风一吹那些小花就随风飘荡，宛若空军跳伞一般壮观，于是我也去摘一朵，对着花朵吹口气，那如伞一般的花儿就飘散开来，乐趣不亚于吹泡泡。

　　爷爷看到我对那花草兴趣很浓，于是就耐心为我讲解，说这个花的名字叫蒲公英，而那些小伞其实是它的种子，风一吹那些种子就借助风力飘向了远方，由于蒲公英的种子随风而逝，所以又有"无法停留的爱"的花语。我当时就在感叹，这植物妈妈也太有办法了，居然能想出这一招，真厉害。我想，要是蒲公英会说话的话，一定会说"机智如我"。

　　蒲公英是菊科植物蒲公英属多年生草本植物，属于短日照植物，高温短日照条件下有利于抽薹开花；较耐荫，但光照条件好有利于茎叶生长；适应性较强，生长不择土壤，但以向阳、肥沃、湿润的沙质土壤生长较好，一般多生于路旁、田野及山坡。

　　爷爷告诉我，这蒲公英并不能当作野草，而是一种药食兼用的植物，作为食物，有丰富的营养价值，可生吃、炒食、做汤；作为药物，

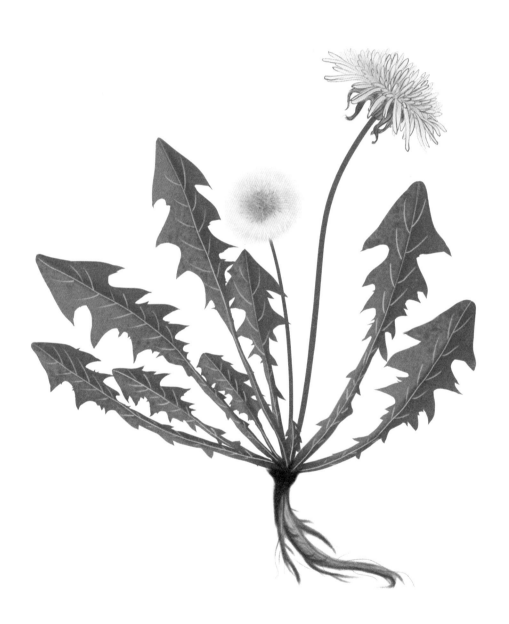

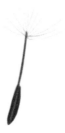

有广泛的药用价值，可内服、捣敷、熏洗。

也许有人会不相信，蒲公英可以治病么？我们不妨看看中医怎么说。中医认为，蒲公英味苦、甘，性寒，归肝、胃经；具有清热解毒、消肿散结、利尿通淋等作用；适用于疔疮肿毒、乳痈、瘰疬、目赤、咽痛、肺痈、肠痈、湿热黄疸、热淋涩痛等症；一般内服用量为 9~15 克；外用鲜品适量捣敷或煎汤熏洗患处。

蒲公英虽是山野路旁随处可见的草本植物，但食疗和药用的价值比较广泛，切不可将这么好的东西当作野草，那就太可惜了。早在《本草新编》中就对世人遗忘蒲公英的事情鸣不平，认为蒲公英"至贱而有大功，惜世人不知用之"，倘若好好使用，就能将蒲公英的食药效果发挥到极致。

蒲公英虽然作用多多，但也有一些人不适合使用蒲公英，比如阳虚外寒、脾胃虚弱者都是需要忌用的。另外，使用蒲公英时不宜用量过大，否则会偶见胃肠道反应，如恶心、呕吐、腹部不适及轻度泄泻。

刺儿菜
——止血功劳大

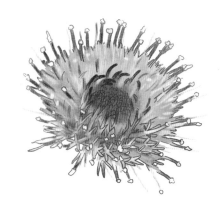

　　小时候，我对野菜比较感兴趣，时不时跟着爷爷去挖野菜，比如鱼腥草、椿芽、嫩桑叶、荠菜、救荒野豌豆、芫荽、刺儿菜等毫不起眼的野菜，都会被我们搬上餐桌，味道鲜美，风味独特。现在一到餐厅吃饭时，看到苦菊这个野菜时，就让我想起了以往那些吃野菜的时光。

　　对于刺儿菜可能很多人并没有当作野菜，而是当作了野草。刺儿菜，学名小蓟，是菊科蓟属多年生草本植物，生于山坡、河旁或荒地、田间。它是一种优质野菜，也是一种可以治病救人的药材，尤其是刺儿菜的止血作用，可谓疗效独特。

　　对于刺儿菜的药用效果，还是先来了解一下中医对它的认识。中医认为，小蓟味甘、苦，性凉；归心、肝经；具有凉血止血、散瘀解毒消痈等作用；适用于衄血、吐血、尿血、血淋、便血、崩漏、外伤出血、痈肿疮毒等症；一般内服用量为4.5~9克，外用鲜品适量，捣烂敷患处。

　　小蓟在止血方面效果的确独特，比如《食疗本草》中就记载了一个方子，叫小蓟根汁，是用来治疗血热所致的衄血、吐血、便血，或血热所致的月经先期、月经过多等症的。具体用法是将新鲜的小蓟根 150克，捣烂绞取汁液服，或用沸水冲服。

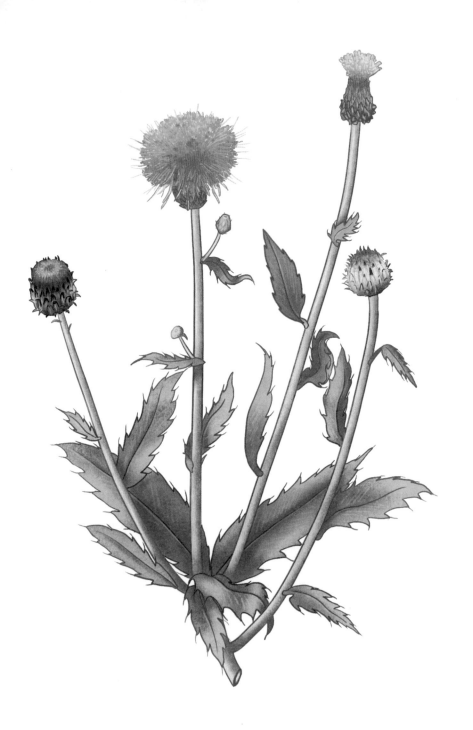

《圣济总录》中记载的一个方子，是用于胎堕后或产生瘀血不尽、出血不止等症的。这个方子叫小蓟饮，具体用法是取小蓟全草、益母草各 60 克，加水煎汤，去渣后再煎至浓稠时服用，用小蓟与益母草配伍，能够将祛瘀止血的功效发挥到极致。

小蓟不仅可以止血，还有止渴的作用，《圣惠方》中记载的凉血五汁饮，就可以用于血热吐血、口干而渴等症。具体用法是，将鲜藕、鲜地黄、鲜小蓟根、鲜牛蒡根各等分，绞汁，每次 1 杯，加蜂蜜 1 匙，搅和均匀，不拘时少少饮之。而《食疗本草》中记载了一个用于夏月烦热口干、小便不利的方子，即用新鲜的小蓟幼嫩全草 150 克，切段捣汁服，也可煮汤做菜食用。

小蓟在临床使用时是需要炮制的，在炮制的过程中主要分为两种，即小蓟与小蓟炭，一般小蓟只要拣净杂质，去根，水洗润透，切段，晒干即可。而小蓟炭则是先取干净的小蓟，放在锅内用武火炒至七成变黑色，但须存性，过铁丝筛，喷洒清水，取出，晒干后即可。

还有值得注意的是，小蓟在临床使用时，也是有用药禁忌的，比如说脾胃虚寒而无瘀滞者，一般不建议使用小蓟，这早在《本草经疏》中就有记载，说小蓟"不利于胃弱泄泻及血虚极、脾胃弱不思饮食之证"。除此之外，在煎煮带有小蓟的中药时，最好不要用铁器，建议改用砂锅煎煮。

夏枯草

——不止凉茶这么简单

　　提到夏枯草，一般都会想到凉茶。为什么要给凉茶里加入夏枯草呢？因为在古代，夏枯草可以作为食用的一种素材。比如明代姚可成汇辑的《食物本草》中指出："夏枯草，味辛苦，寒，无毒……嫩苗渝过，浸去苦味，油盐拌之，以作菹茹，极佳美。"从"极佳美"这三个字可以看出，夏枯草作为菜蔬食用在当时是比较受欢迎的。只是在制作时，需要采摘嫩叶，同时浸洗淘去苦水即可。可以作为食材的东西，加入到凉茶里面，这不足为奇。

　　夏枯草是唇形科夏枯草属多年生草本植物，生长在山沟水湿地或河岸两旁湿草丛、荒地、路旁，匍匐根茎，节上生须根，开穗状紫色或白色唇形小花，花盛开时，远远望去，煞是好看。由于这个野草夏至后就枯了，所以称之为"夏枯草"。夏枯草一般是在夏季采取半干燥果穗入药，但也可全草入药。

　　夏枯草不仅是一种野草野花，也是一种药效较为广泛的中药材。中医认为，夏枯草味辛苦性寒，归肝、胆经，具有清肝泻火、明目、散结消肿等作用；适用于目赤肿痛、目珠夜痛、头痛眩晕、瘰疬、瘿瘤、乳痈、乳癖、乳房胀痛等症；一般用量为9~15克。

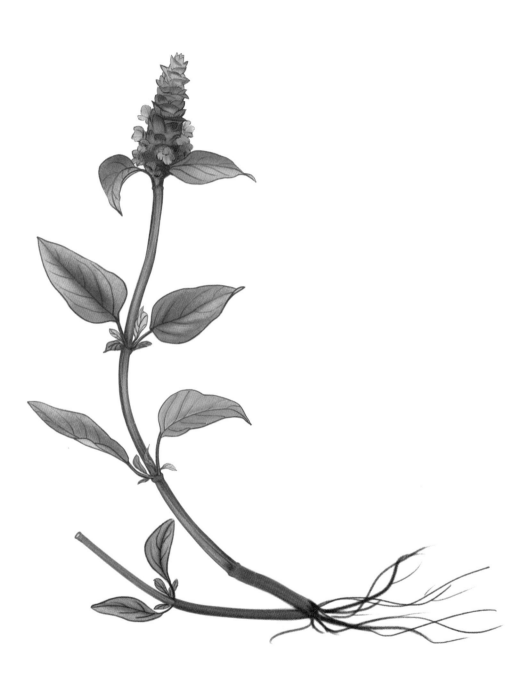

一般夏枯草用在凉茶里，多与金银花、菊花等搭配使用，这样可以利用这些药材所具有的清热功能，达到祛除湿热、防暑降温的功效。但由于夏枯草是中药材，又加上夏枯草是寒性的，不宜长期大量服用带有夏枯草的凉茶，以免使人体对药物产生抗药性，从而降低药效。

夏枯草的主要作用在于清肝明目、清热散结等。在清肝明目方面，可以用于肝热目赤肿痛及肝阳上亢的头痛、目眩以及高血压，可用夏枯草与苦丁茶、野菊花等搭配使用。

在消肿散结方面，用途比较广泛，比如，用于乳腺炎、腮腺炎等症，可用夏枯草与柴胡、赤芍、浙贝母等药搭配；用于瘰疬（类似于现代的淋巴结核等）、瘿瘤（类似于现代的单纯性甲状腺肿）等症，可用夏枯草与牡蛎、浙贝母或者海藻、昆布等药搭配使用。

夏枯草的作用虽然广泛，但是也有一些人不适合使用，比如湿气重、脾胃虚弱的人或患风湿的人，在使用夏枯草时，就应该慎重。

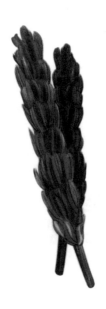

苦参

——熏走瘙痒的"妇女之友"

人们对痛这种感觉都会产生恐惧心理，但是对痒这种感觉往往无所适从，虽然抓挠能解决暂时的烦恼，但这并非长久之计，而且有些不可描述的地方要是瘙痒，怎么抓挠啊？除了忍着，唯有用药了。不过还好，止痒方面的中药还是蛮多的。

在止痒的中药里，有一味极苦的中药，要是你喝过一次，估计都不想喝第二次了，不过用它来煎汤熏洗，应该还是可以接受的。采用熏洗疗法，不打针不吃药，哪里痒就熏洗哪里，似乎还是比较靠谱的。这种方法可谓是一种纯天然而且环保的方法，比较可取。

这味中药何许物也？无他，正是味道极苦的苦参。苦参是豆科苦参属落叶半灌木，生于沙地或向阳山坡草丛中及溪沟边；9~10 月采挖，除去地上部，将根挖出，除去细根，洗净晒干；或趁鲜切片晒干后即可入药。苦参这味药，可以说是妇女之友，极为奇妙。

那么，苦参究竟有些什么用呢？且看中医的观点。中医认为，苦参味苦，性寒；归心、肝、胃、大肠、膀胱经；具有清热燥湿、利尿、杀虫、宁心止悸等作用；适用于湿热泻痢、便血、黄疸尿赤、淋证涩痛、小便不利、赤白带下、阴肿阴痒、湿疹湿疮、皮肤瘙痒、疥癣麻风、心

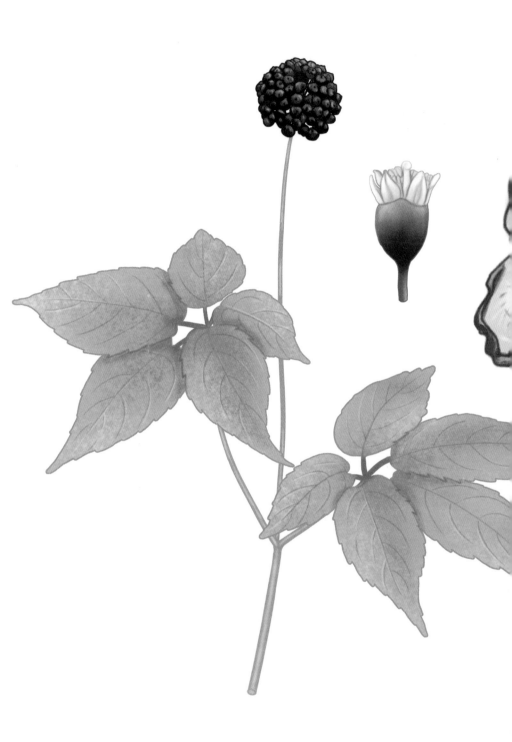

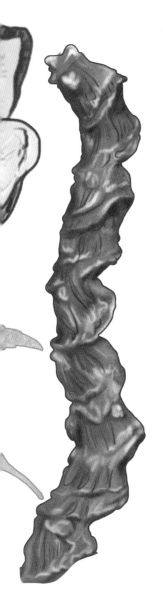

悸不宁等症；一般内服用量为 4.5~9 克，外用适量，煎汤洗患处。

苦参由于味道极苦，其实真正内服的比较少，在临床使用中，苦参外用的比较多。比如可以用 50 克苦参放到水中煎煮 30 分钟后，泡浴全身；也可以用苦参液趁热熏洗患处，或用毛巾蘸苦参液热敷患处；也可以用苦参液来泡脚，或者坐浴。

苦参对于皮肤瘙痒以及男性的阴囊湿疹、女性的外阴瘙痒，可谓雪中送炭。苦参熏洗及泡浴能够清除下焦湿热，还能杀虫止痒，对湿疹疥癣等症引起的皮肤瘙痒有较好的缓解作用；除此之外，对于女性带下色黄、阴肿阴痒以及男性阴囊湿疹，均有很好的治疗作用。

苦参在临床上也有一些使用注意，比如按照十八反的理论，不宜与藜芦同用。另外苦参苦寒败胃损肾，脾胃虚寒、肾虚无热者一般不要服用。正如《医学入门》所说，"胃弱者慎用"，还有《本草经疏》也指出，"久服能损肾气，肝、肾虚而无大热者勿服"。需要记住这些临床要点，以免错用了药物，造成不必要的麻烦。

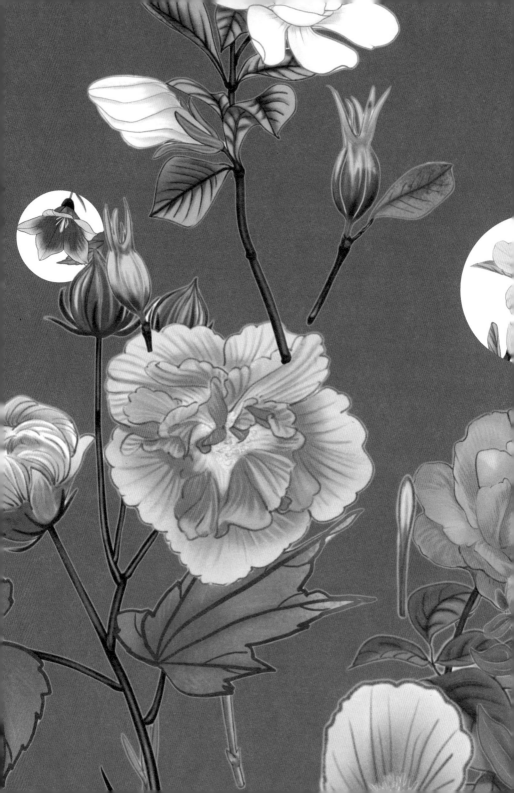

第四章

展现最美的自己

——只因「人群中」多看了你一眼

木芙蓉

——一朵倾国倾城的花

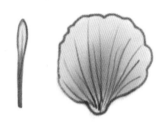

　　一般形容美女，最美莫不过倾国倾城，但是谁又曾知道，在鲜花之中，也有一种花美得倾国倾城。这种花或白或粉或赤，皎若芙蓉出水，艳似菡萏展瓣，被称之为"芙蓉花"，但是这种芙蓉花并非长在水中，而是生于陆地，是木本植物，所以又称"木芙蓉"。由于木芙蓉开的花一日三变，所以又有"三变花"的别称。另外，这个花晚秋始开，霜侵露凌却丰姿艳丽，占尽深秋风情，因而又有"拒霜花"这一冷艳高雅的别称。

　　其实讲到这个木芙蓉倾国倾城，还真得从一个故事说起。在五代时期，有一个很有名气的女人，人称"花蕊夫人"，她既妩媚娇艳，又很热爱生活，尤其特别爱花。相传，当年孟昶为讨爱妃"花蕊夫人"的欢心，还特别在成都城头种上芙蓉，在秋季盛开的时候，灿若朝霞，大有"四十里如锦绣"，所以，成都后来就有"芙蓉城"的美称了。

　　可惜自古红颜多薄命，后蜀很快灭亡，花蕊夫人被赵匡胤收入后宫。由于花蕊夫人与孟昶感情太深，长相思兮长相忆，时常珍藏他的画像，孰料竟被赵匡胤发现，逼迫花蕊夫人交出孟昶的画像，花蕊夫人宁死不从，赵匡胤一怒之下，花蕊夫人就香消玉殒了。后人敬仰花

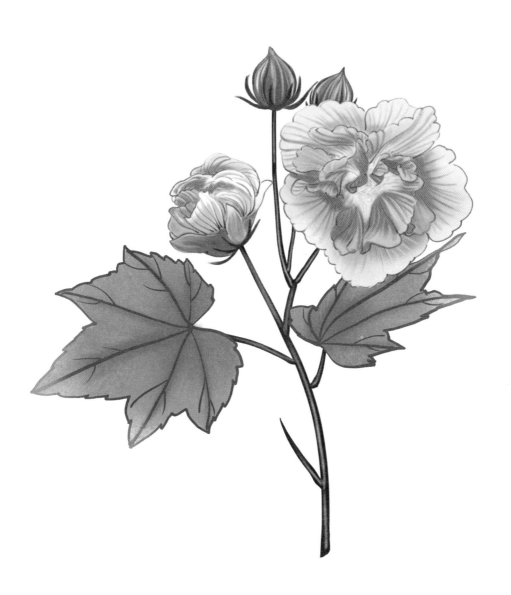

蕊夫人对爱情的忠贞，尊她为"芙蓉花神"，因而芙蓉花又被称为"爱情花"，有"纤细之美、贞操、纯洁"等花语。

但很多人并不知道木芙蓉还是一种治病良药。木芙蓉是锦葵科木槿属落叶灌木或小乔木，花、叶均可入药，有清热解毒、消肿排脓、凉血止血等功效；适用于肺热咳嗽、月经过多、白带等症；外用可以治疗痈肿疮疖、乳腺炎、淋巴结炎、腮腺炎、烧烫伤、毒蛇咬伤、跌打损伤等症。一般用量为 10~30 克；外用适量，以鲜叶、花捣烂敷患处或干叶、花研末用油、凡士林、酒、醋或浓茶调敷患处即可。

芙蓉花在止血方面作用比较独特，比如吐血、子宫出血，可以用芙蓉花 10~30 克水煎服，也可以用芙蓉花、莲蓬壳各等分，研为细末，米汤送服 6 克。芙蓉花外用治疗各种疮毒，如痈疽肿毒、蛇头疗、天蛇毒等，可用木芙蓉的花、叶加丹皮煎水外洗，也可用新鲜的木芙蓉花和冬蜜各适量，捣烂外敷。

芙蓉花除了具有观赏和药用价值之外，也还有食疗价值。比如用木芙蓉花烧汤食用，软滑爽口；尤其是木芙蓉花瓣与鸡肉一道可以制成芙蓉花鸡片；木芙蓉花与竹笋同煮，可以制成雪霞羹；木芙蓉花与粳米一道同煮，可以制作"芙蓉花粥"；木芙蓉花与面粉调合，放入油锅中炸，炸后与软骨煨汤，更是妙不可言。

木蝴蝶

——镇咳利咽的美妙良药

　　一次出游，我看到花丛中蝴蝶翩翩起舞，好不自在，而这个时候一位好友看到有一对蝴蝶停在花心上，于是就说这是梁山伯与祝英台，引得一众路人哈哈大笑。其实，蝴蝶不仅仅与爱情有一些关联，在历代文人墨客眼中也是极具诗情画意的，比如李商隐的"庄生晓梦迷蝴蝶，望帝春心托杜鹃"，郑谷的"朝醉暮吟看不足，羡他蝴蝶宿深枝"，李贺的"江头楂树香，岸上蝴蝶飞"。

　　说到蝴蝶，其实在本草的世界里，有一味中药也有蝴蝶之名，被称为"木蝴蝶"。木蝴蝶是紫薇科木蝴蝶属大乔木的成熟种子，一般多长于山坡、溪边、山谷或灌木丛中。木蝴蝶花冠大，呈紫红色，果长而大，似船也似剑，种子似白色蝴蝶。

　　木蝴蝶有很多个别名，如千张纸、磊刀树、三百两银药、玉蝴蝶、云故纸、破布子、白故纸、海船果心、白玉纸、白千层、纸肉、洋故纸、鸭船层纸、千纸肉、满天飞等。一般木蝴蝶在秋、冬季节采收成熟果实，曝晒至果实开裂，取出种子，晒干后即可入药。

　　那么，这个木蝴蝶究竟可以做什么呢？我们不妨来看看中医怎么说。中医认为，木蝴蝶味苦、甘，性凉；归肺、肝、胃经；具有清肺利

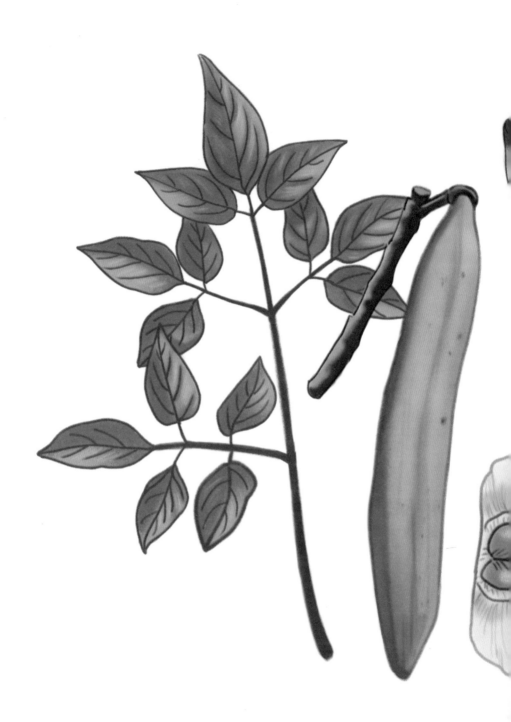

咽、疏肝和胃等作用；适用于肺热咳嗽、喉痹、音哑、肝胃气痛等症；一般用量为 1.5~3 克。

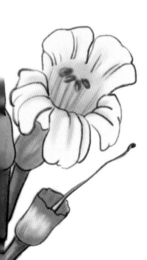

木蝴蝶最早被本草记载，应该是在明代的《滇南本草》一书中，该书记载了木蝴蝶可以"定喘，消痰，破蛊积，除血蛊、气蛊之毒"，又能"补虚，宽中，进食"。后来在《本草纲目拾遗》一书中也有记载，认为木蝴蝶可以"治心气痛，肝气痛，下部湿热"。在《岭南采药录》中则认为木蝴蝶具有"消痰火，除眼热"的作用。

然而，木蝴蝶的广泛运用是在当代，尤其是在治疗咽喉和肺部疾病时，颇受欢迎。在《现代实用中药》中记载，木蝴蝶可以"镇咳，治百日咳及干性气管炎"；而《药材资料汇编》中更是指出木蝴蝶能够"治咽喉失音"。

也正是因为木蝴蝶对咽喉和肺部疾患有独特作用，所以便流传着一个治疗肺肾阴虚之咽炎的食疗方子——木蝴蝶茶。这个茶疗方配伍比较简单，即木蝴蝶 10 克，薄荷 3 克，玄参 10 克，麦冬 10 克，蜂蜜 20 克。具体做法就是将前四味中药加水适量，用文火煮上 15 分钟，去渣取汁，兑入蜂蜜，继续加热至沸，然后把火关闭，待稍温后，再频频饮用。

红花
——女人健康第一花

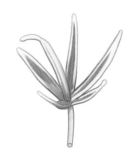

　　多年前，一首《女人花》风靡全球，让人们感怀女人的似水柔情，其实在现实生活中，也真实存在着一种女人花。这种花可以说是专门为女人而生，不仅能够调理经血，还能够祛瘀止痛，与其他药物配合使用时，还能活血养血，可谓是"妇人之友""女人健康第一花"。

　　那么，这个花究竟是什么花呢？一听名字就觉得很俗气，因为它的名字叫红花。红花是菊科红花属一年或二年生草本植物，又名黄蓝、红蓝、红蓝花、草红花、刺红花及红花草，大多为栽培。红花一般在夏季开花，花色由黄转为鲜红的时候采摘，采摘后阴干或微火烘干后即可入药。由于红花容易生霉、变色、虫蛀，需要贮存在干燥的地方，还需要根据温湿度的变化而采取一些恰当的保管措施。

　　红花的采摘也是一门学问，由于红花满身有刺，给采摘工作带来障碍，可以穿稍微厚一点的衣服去采摘。在采摘红花时，一般在夏季花开正盛的时候分批采摘，最好选个大晴天，在早上的 6~8 点，清晨露水未干的时候进行采摘，因为此时红花的刺会变软，有利于花朵的采摘。在采摘红花时，应该待管状花充分展开呈金黄色的时候采摘，太迟就会导致管状花发蔫并呈红黑色，这样采摘的红花不仅质量差，产

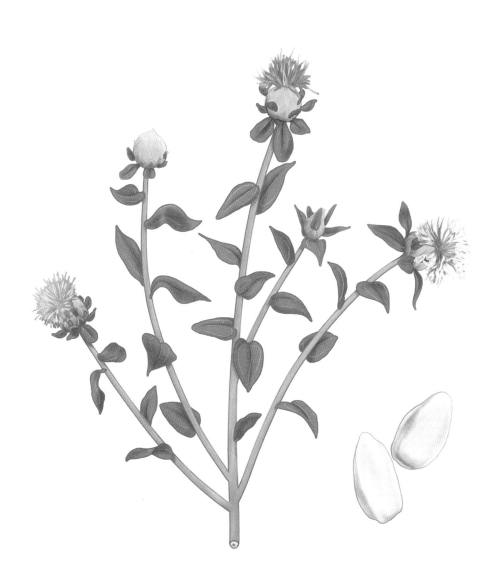

量也低。

红花是女性健康第一花，那红花究竟有些什么作用呢？中医认为，红花味辛性温；归心、肝经；具有活血通经、散瘀止痛等作用；适用于经闭、痛经、恶露不行、癥瘕痞块、胸痹心痛、瘀滞腹痛、胁肋刺痛、跌扑损伤、疮疡肿痛等症；一般用量为 3~9 克。

中医素来有不传之秘在于量之说，红花这味药小剂量使用有养血和血的作用，大剂量使用具有活血祛瘀的作用。对于这一点，早在《药品化义》中就已经明确记载，红花若用量达到 9~12 克，"则过于辛温，使血走散……此其行导而活血也"；若红花的用量为 2.1~2.4 克，则"以疏肝气，以助血海，大补血虚，此其调畅而和血也"；如果红花的用量仅仅只有 0.6~0.9 克，则"入心以配心血，解散心经邪火，令血调和，此其滋养而生血也"。三种不同的剂量，作用也就各有不同。

红花这味药，还有一个独特作用，那就是双向作用，正如《药品化义》记载的那样，"红花，善通利经脉，为血中气药，能泻而又能补，各有妙义"。虽然红花是女性健康的珍奇之花，但也不是女人的所有时期都可以使用的，由于红花具有活血散瘀的作用，所以孕妇慎用。

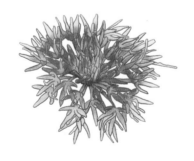

栀子花

——皎皎如明月

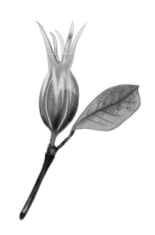

栀子花，洁白无瑕，芬芳四溢，只要一到栀子花海，都会忍不住多吸几口。那淡淡的花香，沁人心脾，令人难忘，然而很少有人知道它的果实栀子是一味中药。

对于栀子，给我印象最深的是小时候我经常流鼻血，在当时用了不少药，效果不是很理想。当时老爹也是遍寻良方，却始终没有找到一个可以根治的办法。一次偶然，老爹受《药性赋》中"栀子凉心肾，鼻衄最宜"的启发，认为栀子或许是治疗流鼻血的最佳药材。

在当时，我们家乡是没有这种药材的，后来老爹出外云游，寻师访友，终于在外地发现了栀子花的踪迹，于是乎，老爹移栽了几株栀子花回来。后来每到夏天，我家小院就会开着白色的栀子花，那个香哟，可谓是香飘十里。

也正是因为有了栀子，后来我就再也没有流过鼻血了。记得当时老爹从栀子树上采下新鲜的栀子，放在火中烧焦，然后用开水冲泡，我喝了几次，就不流鼻血了。自此以后，乡邻里的小伙伴们，只要是流鼻血，都会到我家来要一些栀子回去喝，大部分效果很好。

在中医看来，栀子远远不止治疗鼻衄那么简单，还有很多功效。

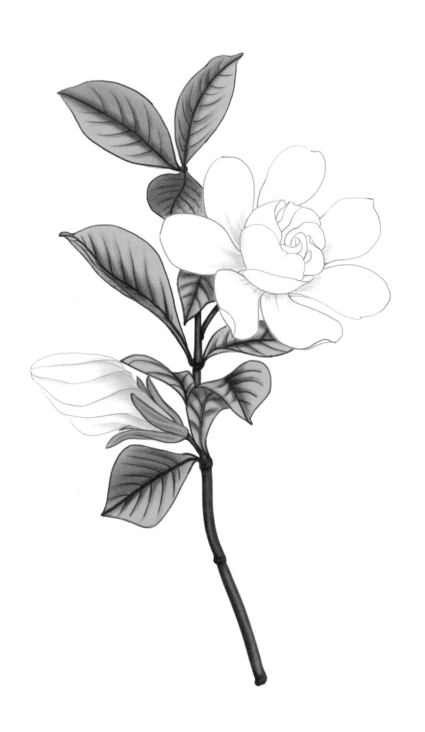

中医认为，栀子味苦性寒，归入心、肝、肺、胃经。具有泻火除烦、消炎祛热、清热利尿、凉血解毒等功效。对于栀子来说，可以说是全株入药，栀子的花、果实、叶子和根皮均可入药。栀子花性味苦寒，能入血分而清邪热，宽肠通便。栀子花中含有纤维素，宽肠通便作用较好，能预防痔疮的发作。栀子的果实能够治疗热病高烧、心烦不眠、实火牙痛、口舌生疮、鼻衄、吐血、眼结膜炎、疮疡肿毒、黄疸型肝炎、尿血；外用还可以治疗外伤出血、扭挫伤。栀子根入药，可以治疗肝炎、跌打损伤、风火牙痛。

对于栀子外用治疗扭挫伤，还有一个经验方，就是将食用面和栀子捣烂，用醋调和，敷在患处，可以缓解疼痛，使扭挫伤及早痊愈。

在栀子花开的季节，与栀子花浪漫邂逅，可不要随意采摘，用心去感受栀子花香，等待花谢果圆。栀子花的花语是"喜悦"，就如生机盎然的夏天充满了未知的希望和喜悦。栀子的花从冬季开始孕育花苞，直到夏季才会绽放，含苞期愈长，清芬愈久远；栀子的叶，也是经年在风霜雪雨中仍旧翠绿不凋。栀子花开，虽然看似不经意的绽放，也是经历了长久的努力与坚持。给栀子花一个"永恒的爱与约定"的寓意，不仅是爱情的寄予，平淡、持久、温馨、脱俗的外表下，蕴涵的更是美丽、坚韧、醇厚的生命本质。

栀子花开正当时，你若遇见，该怎么做呢？

酸浆
——草本王国中的"姑娘儿"

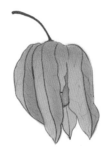

　　记得当年冯唐写过一本书叫《十八岁给我一个姑娘》，一时间红遍大江南北。这样芥末味儿的文字让不少青年大呼过瘾。然而，在草本王国里，也住着一位姑娘，冰清玉洁，婀娜多姿，倘若你是行走在王国的那个青年才俊，是否也会在二八芳菲的年纪，情窦初开，让这草本王国给你一个姑娘。

　　那么，这位草本王国里的绝色佳人又是何方尤物呢？不妨带着浓浓的期待，一起来揭开她的神秘面纱吧。它的名字叫酸浆，又称姑娘儿、金姑娘，北方称之为"洋姑娘""香姑娘"，南方称它为"含羞果""含笑果"，除此之外，还有菇蔦、戈力、菠萝果、挂金灯、灯笼草、洛神珠、泡泡草、鬼灯等名字。

　　酸浆（姑娘儿）是一种茄科酸浆属多年生直立草本植物，多生于山坡、田园、河畔、沟边、路边和房屋四周，以及荒废地之阴湿处所。果子外有灯笼状外皮包裹，果实分红黄二色，多籽。成熟的果实为钮扣大小的球状黄色浆果，果皮薄而韧，果肉甘甜，内藏很多细小的种子，但不妨碍食用。如果是山里的野生品种，一到霜降后，成熟的果皮会变为红色。有意思的是，这种果实外面包裹着一层纤维质口袋，植物

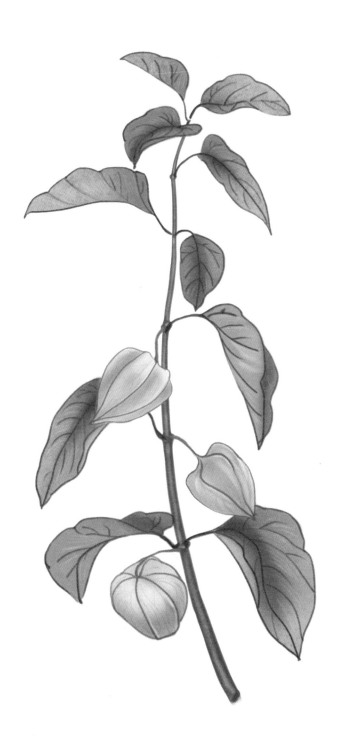

学称其为囊状花萼，它挂在植株上，远远望去有如一串串火红的小灯笼，在晨霜或初雪映衬下摇曳生辉，非常美丽；但倘若是在晚上，在野外趁着月色归来，路遇这火红的果实，还真以为是鬼灯呢，不知情的搞不好还会吓一跳。如果是未成熟果实，大多为青绿色，在不破坏果眼的情况下，从果眼挤出种子，薄膜可吹出声音，是孩童们嬉戏的玩品。

那么，这酸浆有什么作用呢？中医认为，酸浆味酸苦，性寒，归肝、肺、脾经，具有解毒、利咽、化痰、利尿等功效，适用于肺热喉痛、肺病、腮腺炎、热疝、血淋等症；外用可以治疗皮肤疮肿、天疱疮、牙龈肿痛等。酸浆的全草均可入药，苗、叶、茎味酸、苦，性寒，具有清热解毒、利尿功能等作用，适用于咳嗽、黄疸、疟疾、水肿、疔疮、丹毒等，用量为6~9克；根味苦、性寒，具有清热、利水等功能，适用于疟疾、黄疸、疝气等，用量为3~6g；果实及膨大的宿存萼，味酸性平、无毒，具有清凉、化痰、镇咳、利尿等功效。

酸浆也是野外求生食物之一，其籽可以充饥，嫩茎叶可煮食。但根据颜色的不同，又有红黄之别。红色的成为红姑娘，黄色的称之为金姑娘、甜姑娘，药用功效大同小异。

看到了吧，这姑娘儿（酸浆）果真没让人失望吧！但需要注意的是，酸浆全草有泻下作用，可以作为痛风的辅助药物，但有堕胎之弊，孕妇禁用。

桔梗
——顺畅吐纳全靠它

　　爱花的人都会懂一些花语，而且每一种花在数量和场合不一样的情况下，花语也不一样。然而，在众多花朵中，有一种花，它的花语比较独特，它代表了两个极端，一个是令人羡慕的"永恒的爱"，而另一个则是令人幽怨的"无望的爱"。那么，这种花究竟是什么呢？它就是——桔梗花。

　　桔梗是桔梗科桔梗属多年生草本植物，一般多生于山地草坡、林缘，也有栽培。桔梗不仅花朵漂亮，它的根还是一味良药，一般在春、秋二季采挖，用清水洗干净后，除去须根，趁鲜剥去外皮或不去外皮，干燥后即可入药。

　　桔梗如果作为中药来使用的话，具有哪些作用呢？中医认为，桔梗味苦、辛，性平；归肺经；具有宣肺、利咽、祛痰、排脓等作用；主要适用于咳嗽痰多、胸闷不畅、咽痛音哑、肺痈吐脓等症；一般用量为3~9克。

　　桔梗尤其在治疗肺部疾病中，颇为有效。比如张仲景的桔梗汤，就是用来治疗肺痈的，临床上以咳而胸痛、振寒、脉数、咽干不渴、时出浊唾腥臭、久久吐脓如米粥等为主要症状。桔梗汤由桔梗 30 克、甘

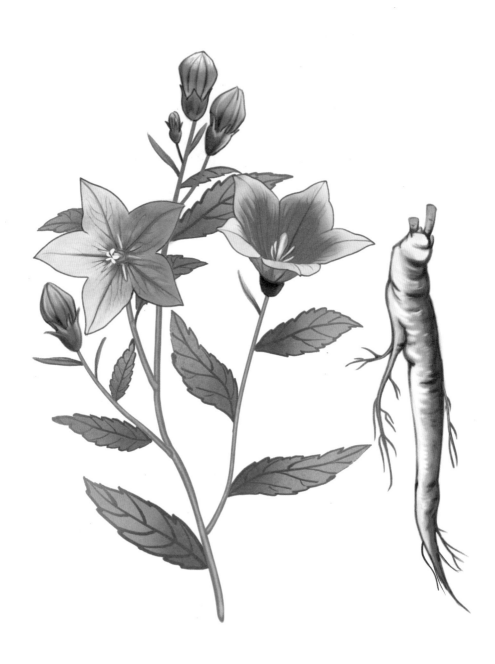

草 60 克组成，用水 300 毫升，煮取 210 毫升，去掉药渣，分两次温服。

桔梗在治疗咽喉相关疾病中，效果也是比较理想的。在张仲景时代，就有用桔梗汤治疗少阴咽痛证的记载，在《千金方》中也记载用桔梗 60 克，水 300 毫升，煮取 100 毫升，可以治疗喉痹；而在《本草纲目》中也记载，用适量的桔梗煎汤温服，可以治疗咽喉肿痛。

桔梗的作用比较广泛，尤其是肺的良药。但在使用过程中，也有一些注意事项，比如阴虚久嗽、气逆及咳血等症则不宜用。在服用桔梗的时候，不宜剂量过大，桔梗剂量过大的话，可能会刺激胃黏膜，引起轻度恶心，甚至呕吐。所以，如果有胃及十二指肠溃疡者，应慎用桔梗，尤其是剂量上也不宜过大。

鸢尾
——是妖姬，也是良药

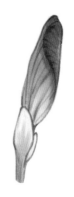

　　提起蓝色妖姬，人们往往会联想到蓝玫瑰，蓝玫瑰是花中新贵，妖艳迷人，寓意相守是一种承诺，但很少有人知道鸢尾也叫蓝色妖姬。鸢尾花是比较常见的，还记得小时候，在我家院子外的山野和路旁就有不少鸢尾花，入夏以来，花开正艳，每每看到这种花，就忍不住想采摘一些回家。

　　每次我采摘这样的花回家，心里总是欢乐的，有时候还在爷爷面前炫耀。而博学的爷爷就开始给我讲述这些花花草草。还记得那时候我采摘这些蓝色花回家，爷爷说，你今天采摘了这么多鸢尾回来，它可有一定的毒性，以后尽量少采。我这才知道此花名唤鸢尾。

　　鸢尾叶片碧绿青翠，花形大而奇，宛若翩翩彩蝶，是庭院中的重要花卉之一，也是优美的观赏植物。其花色丰富，花型奇特，是花坛及庭院绿化的良好材料，也可用作地被植物，所以有些公园里也栽种这种花。鸢尾花常用来象征爱情和友谊，鹏程万里，前途无量，在爱情里面，鸢尾花代表恋爱使者，因为鸢尾也有"长久思念"的花语。但其颜色不一样，所表达的意思也不一样，白色鸢尾代表纯真，黄色表示友谊永固、热情开朗，蓝色是赞赏对方素雅大方或暗中仰慕，紫色

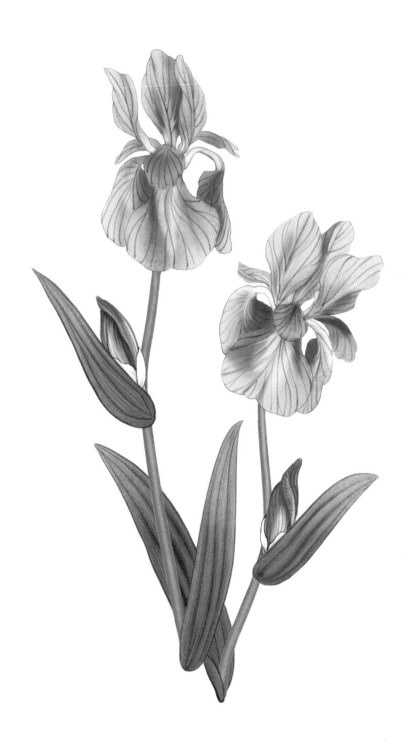

则寓意爱意与吉祥。

鸢尾是鸢尾科鸢尾属多年生草本。全年可采，挖出根状茎，除去茎叶及须根，洗净，晒干，切段备用。中医认为，鸢尾味苦辛，性平，有小毒。具有活血祛瘀、祛风利湿、解毒、消积等作用，适用于跌打损伤、风湿疼痛、咽喉肿痛、食积腹胀、疟疾等症；外用可以治疗痈疖肿毒、外伤出血等症。

在使用鸢尾的过程中，若搭配上合适的药材，就会气象万千、奥妙无穷。比如，配上木香，鸢尾消食化积，木香行气止痛，两药相配，可用于食积不消、腹满胀痛等症。若与莪术相配，活血祛瘀、行气消积的功效则更强，可用于癥瘕积聚等症；若与瞿麦相配，鸢尾活血化瘀、行水消肿，瞿麦行气利尿、破血通络，两药合用，具有活血化瘀、行气利水的功效，适用于肝脾血瘀所致的膨胀、水道不通等症；若与野菊花相配，清热解毒的作用更强，可用来治疗疮痈肿毒等症。

鸢尾的全草和花均可入药，一般用量宜小，外用适量，鲜根状茎捣烂外敷，或干品研末敷患处即可。但花和全草也有毒性，尤其是根部，使用不当会引起呕吐、腹泻、皮肤瘙痒、体温忽上忽下等症状，所以用药时一定要遵从医嘱。

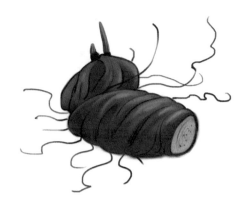

合欢

——助你入眠的美人

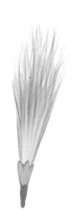

在《诗经·关雎》中，翩翩君子追求窈窕淑女，为求心仪女子的芳心而辗转反侧难以入眠，那种失眠，是带着笑意的，是一种唯美的情境。而在《冲动的惩罚》中，"如果说没有闻到残留手中你的香水，我绝对不会辗转反侧难以入睡"，这种失眠，往往是一种带有遗憾的情境。若是各种原因引起入睡困难、睡眠深度或频度过短、早醒及睡眠时间不足或质量差等症状，这种失眠，就有一种违和感，通常是一种病态的情境。

那么，对于失眠有没有比较好的治疗方案呢？肯定是有的，比如，《黄帝内经》中的半夏秫米汤、《万病回春》的天王补心丸、《医学心悟》中的安神定志丸、《济生方》中的归脾汤，等等，这些都是治疗失眠的良方。

在治疗失眠的过程中，除了上述方剂之外，还可以通过单方、穴位进行治疗，比如按摩安眠穴、三阴交、神门穴，有安眠助睡的功效；如果是中药的话，柏子仁、酸枣仁、夜交藤、合欢皮也是安神助眠的良药。

在治疗失眠的中药里，有一些比较有意思的植物，比如夜交的藤蔓、夜合的花叶……而那夜交的藤蔓就是首乌藤，夜合的花叶便是合欢，

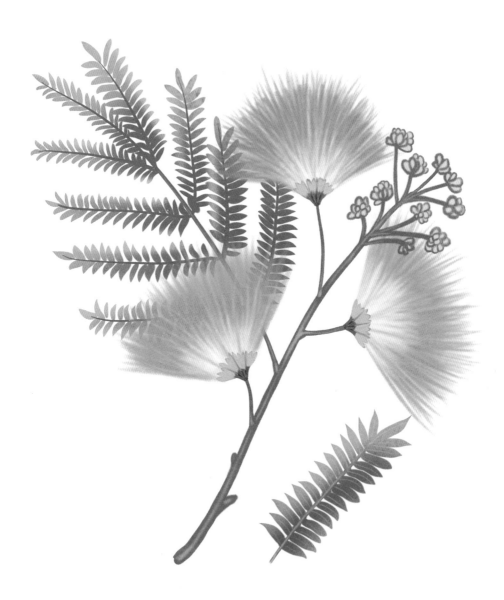

这两味药都是治疗失眠的一味良药。合欢是豆科合欢属落叶乔木，尤其是那花更是娇艳，惹人爱恋。

倘若是在风和日丽的日子里，苍翠碧绿的合欢树在风中摇曳，而合欢花却欣欣然晕出绯红一片，有似含羞的少女绽开的红唇，又如腼腆的新娘潮出的红晕，令人悦目心动，烦怒顿消。因此，有人盛赞合欢"叶似含羞草，花如锦绣团。见之烦恼无，闻之沁心脾"。看到这么美妙的花，哪还舍得失眠？正是："夜合枝头别有春，坐含风露入清晨，任他明月能想照，敛尽芳心不向人。"

合欢的确是一味良药，早在《神农本草经》中就有记载，认为合欢"安五脏，和心志，令人欢乐无忧。久服，轻身明目，得所欲"。中医认为，合欢的药用部分主要为皮和花，合欢皮味甘性平，归心、肝、肺经；具有解郁安神、活血消肿的作用，适用于心神不安、忧郁失眠、肺痈、疮肿、跌扑伤痛等症；合欢花味甘性平，归心、肝经，具有解郁安神的作用，适用于心神不安、忧郁失眠等症。

合欢在治疗失眠的时候，常与首乌藤为经典药对，相得益彰。在用于情志不遂忧郁而致失眠、心神不宁的，多与柏子仁、酸枣仁等同用，以增强养心开郁、安神定志作用。合欢作用多多，但对于溃疡病、胃炎患者以及有风热自汗、外感不眠的，服用合欢通常不太顺畅，建议在这些情况下不要服用合欢皮与合欢花。

凤仙花
——可扮美，可治病

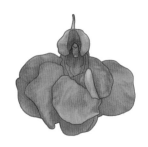

　　记得小时候，一些小女生比较爱美，会用红纸把嘴唇弄得红红的，还会找一些红花把指甲也染得红红的，感觉只有那样才能展现一个花枝招展的美少女。但在那个时候，我发现有一种花，的确染指甲的作用比较好，后来询问当地一些年长的人，他们说那种花就叫指甲花。

　　后来才知道，这个指甲花，学名凤仙花，因它的花头、翅、尾、足俱翘然如凤状，所以又被称作金凤花，又因重瓣花与碧桃花很像，也称为小桃红。凤仙花是属凤仙花科凤仙花属一年生草本花卉，它的生命力顽强，可家庭种植。

　　凤仙花其实也是全草都是宝，它的种子叫急性子，茎的名字叫透骨草，都可入药，具有活血化瘀、利尿解毒、通经透骨等功效。鲜草捣烂外敷，可治疮疖肿痛、毒虫咬伤、跌打损伤等症。凤仙花的花瓣捣碎后加大蒜汁等黏稠物，可以染指甲，还可以治疗灰指甲。

　　凤仙花比较好看，很多女孩子喜欢，常常拿它来涂指甲，但是很多女生并不知道这个花还可以治疗一些妇科疾病。比如白带，可以用凤仙花 15 克，墨鱼 30 克，煮熟后，吃鱼喝汤。又比如女子经闭腹痛，可以用凤仙花 3~5 朵，用沸水冲泡后，代茶饮。

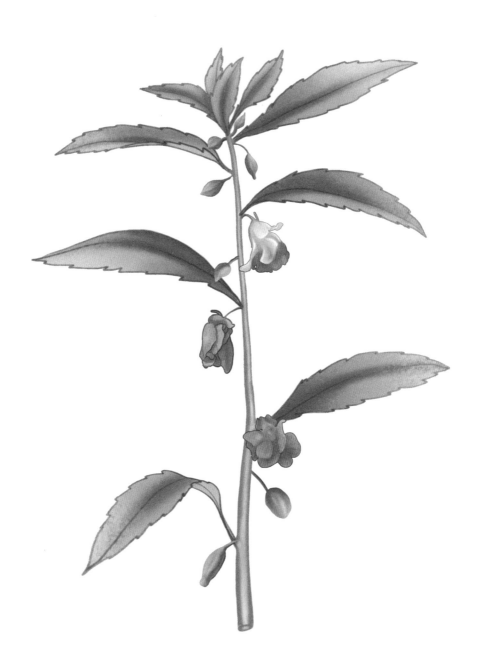

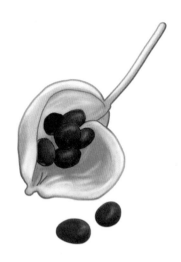

　　凤仙花看起来艳丽无比，但治疗疾病时也是冷面"杀手"，比如比较顽固的百日咳，凤仙花就是一味好药。可以用凤仙花 10 朵，冰糖少许，用沸水冲泡后，代茶饮；如果是有百日咳、呕血、咯血等症状，可以用新鲜的凤仙花 7~15 朵，水煎服。

　　凤仙花的消肿止痛作用也是挺好的，比如水肿，可以用凤仙花根 4~5 根，炖猪肉吃。比如腰胁疼痛，可以用凤仙花 9 克，晒干，研末，空腹服用。又比如跌打损伤，可以凤仙花根适量，晒干研末，每次 9~15 克，水酒冲服；也可以用凤仙的茎叶，捣汁后加黄酒冲服。

　　凤仙花不仅可以染指甲，还可以保护指甲，比如甲沟炎，可以用鲜凤仙花或叶，加红糖少许，捣烂后敷在患处。又比如灰指甲，可以用凤仙花捣烂取汁，涂在指甲上。除了解决指甲的问题外，还对鹅掌风这种疾病有一定治疗作用，一般用新鲜的凤仙花捣烂外擦患处即可。

　　凤仙花有小毒，但它也能"以毒攻毒"，比如治疗虫蛇咬伤，可以用新鲜的凤仙全株 150 克，捣烂绞汁服，并将药渣敷在患处，或者用凤仙花加酒捣汁服。又比如治疗瘰疬、发背、痈肿等症，可用新鲜的凤仙花捣烂敷患处，或者将新鲜的凤仙全株连根洗净、捣烂，加水煮汁两次，过滤后，将两次滤汁合并再熬，浓缩成膏，涂在纸上，贴在患处，每日一换。

由于凤仙花有小毒，所以孕妇不能使用，而凤仙花还具有一定的食疗作用，所以也有人将凤仙花的嫩叶焯水后加油盐凉拌食用，但是这种植物里的草酸钙比较多，虽然在煮过后会消失，但仍不建议生吃或多吃，尤其有风湿症、关节炎、痛风、胃酸过多症、肾结石等患者更是需要注意。

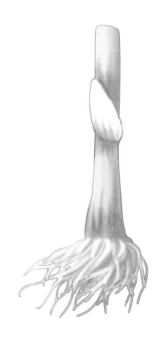

月季

——作药独爱女人

面对极美的女子人们喜用"闭月羞花""如花似玉"来形容，就连歌曲，都有《女人花》的经典名曲。事实上，女人不仅如花，女人也爱花，比如玫瑰、百合，还有月季。

玫瑰代表爱情和珍贵，被誉为"花中女神"；百合代表纯洁和自由，被誉为"花中圣母"；而月季代表坚韧和希望，被誉为"花中皇后"。但是，世人甚爱玫瑰和百合，却对月季比较疏远。实际上，历代文人墨客对它是赞不绝口。

比如唐代诗坛三杰之一的白居易称赞道"晚开春去后，独秀院中央"；唐宋八大家之一的苏东坡有诗写道"牡丹最贵惟春晚，芍药虽繁只夏初，惟有此花开不厌，一年常占四时春"；北宋名相韩琦对月季赞誉有加，说"牡丹殊绝委春风，露菊萧疏怨晚丛。何以此花容艳足，四时长放浅深红"；宋代诗人杨诚斋对月季更是赞叹不已，写下了"只道花无十日红，此花无日不春风"的经典佳句。

月季是蔷薇科蔷薇属常绿、半常绿低矮灌木，由于它四季开花，大多花朵为红色或粉红色，所以又被称为"月月红"，从花色来看，偶尔也会有白色和黄色等，可作为观赏植物，但同时也是一味良药，尤其

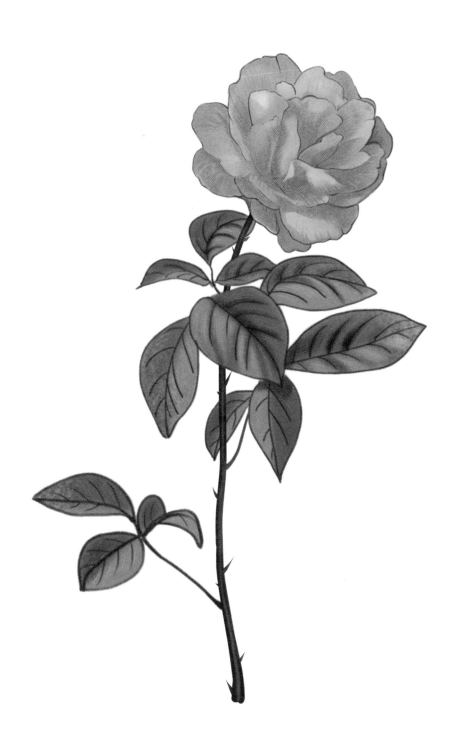

是对很多女性疾病有特效。

一般来讲，月季的根、叶、花均可入药。中医认为，月季花味甘性温，归肝经，具有活血调经、疏肝解郁等功效；适用于气滞血瘀、月经不调、痛经、闭经、胸胁胀痛等症；一般用量为 3~6 克。由于月季花的这些特性，可以说是一味妇科良药。

月季花不仅可以用在妇科方面，对于美容养颜也很在行。比如女性常用月季花瓣泡水当茶饮，或加入其他健美茶中冲饮，可以起到活血美容、青春长驻的作用。另外，可以用粳米 100 克、桂圆肉 50 克加适量水煮成粥，加入月季花 30 克、蜂蜜 50 克搅拌均匀后食用，具有调补气血、美肤养颜等作用。

月季花不仅是女人花，也是女人药。但是在临床使用中，也是有一些注意事项的，比如每次用量不宜过大，也不要长期服用，以免导致腹痛、腹泻及便溏等症。另外，由于月季花具有活血调经的作用，所以对于孕妇来说，就是一个禁忌。

喇叭花

——花可赏，种入药

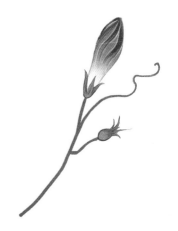

　　一次外出游玩，我看到一家院子里开满了喇叭花，很是漂亮，于是便停了下来，驻足观赏。喇叭花的品种比较多，有白、蓝、绯红、桃红、紫等颜色，花瓣边缘的变化也很多，处在一片喇叭花的花海，让我不由得想起了明代诗人吴宽的诗句："本草载药品，草部见牵牛。薰风篱落间，蔓出甚绸缪。"

　　喇叭花，又名牵牛花、勤娘子，每当公鸡刚啼过头遍，也就是凌晨4点左右的时候，绕篱萦架的牵牛花枝头，就开放出一朵朵喇叭似的花来。倘若在晨曦中，一边呼吸着清新空气，一边在破晓时分欣赏点缀于绿叶丛中的喇叭花，那种情景令人心旷神怡。

　　喇叭花也可以说是一种很奇特的花，比如说它开花的时间就比较独特，一般是早晨开花，中午就闭合了，太阳越大，闭合得越早，如果是阴天的话，会延迟闭合。这与合欢花相反，合欢花是昼开夜合，同样别开生面。

　　喇叭花是旋花科牵牛属一年生蔓性缠绕草本花卉，一般生于山野灌丛中、村边、路旁，也可栽培；秋末果实成熟、果壳未开裂时采割植株，晒干，打下种子，除去杂质。牵牛花的种子可以入药，一般入药

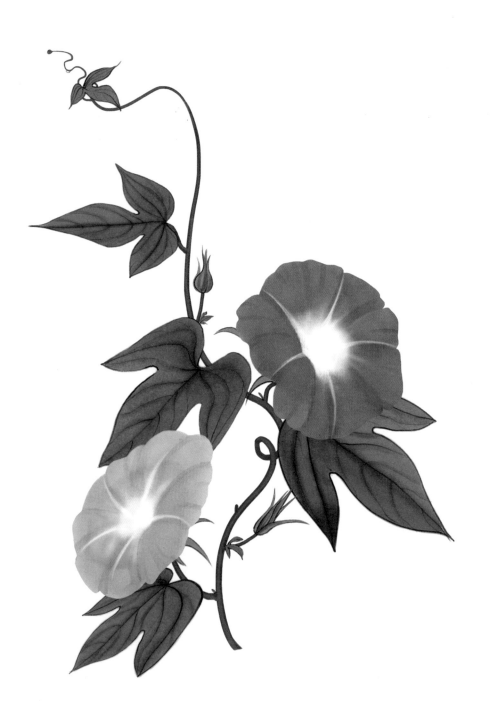

的分为"黑丑"和"白丑"，两种既可单独使用，也可混合使用。

中医认为，牵牛子味苦性寒；有毒；归肺、肾、大肠经；具有泻水通便、消痰涤饮、杀虫攻积等功效；适用于水肿胀满、二便不通、痰饮积聚、气逆喘咳、虫积腹痛等症；一般用量为 3~6 克，如果入丸散服，每次 1.5~3 克。

将牵牛子用文火加热，炒至有爆裂声，稍鼓起，颜色加深，微有香气，断面黄色，取出晾凉后，可以降低毒性、缓和药性，免伤正气，作用以涤痰饮、消积滞见长，且炒后气香，消积之中略有健脾作用；可用于痰盛喘咳、饮食积滞等症。

现代药理研究分析，牵牛子含有牵牛子苷、牵牛子酸甲、没食子酸、裸麦角碱、野麦碱等成分，能刺激肠道、增强蠕动，有强烈的泻下作用。服用时一定要严格按量，不可多服。需要注意的是，孕妇禁用；也不宜与巴豆、巴豆霜等药同用。

杜鹃花

——"花中西施"巧养生

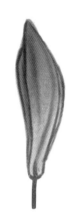

　　在儿时的记忆里，每到春天我们都会在山野采摘一些花草，有的野草可以吃，有的花可供观赏。那种年少的洒脱，至今仍旧怀念，偶尔想起，心中总是会泛起儿时的记忆。然而草木不是无情物，它们对于人类的作用可谓多多，堪称大自然的杰作。

　　记得我对有一种花印象很深，那种花是红色的，当然也不是血红，而是红中带粉，很好看，也能吃，但是吃多了会流鼻血，所以对它又爱又恨。那么这个花究竟是什么呢？它有一个十分响亮的小名——映山红！也被称为杜鹃花。

　　杜鹃红花开满山冈的时候，那真叫一个美。当春季杜鹃花开放时，满山鲜艳，像彩霞绕林，被人们誉为"花中西施"，正如大唐诗人白居易盛赞道："闲折二枝持在手，细看不似人间有，花中此物是西施，鞭蓉芍药皆嬷母。"由于杜鹃花的确美不胜收，所以它又有"木本花卉之王"的美誉，被列为"中国十大名花"。

　　杜鹃花是杜鹃花科杜鹃属半常绿灌木，不仅可以用作观赏，还是一种具有良好作用的中药。中医认为，杜鹃花味酸甘，性温。归肝脾肾经，具有和血、调经、祛风湿等作用，适用于月经不调、闭经、崩漏、跌打

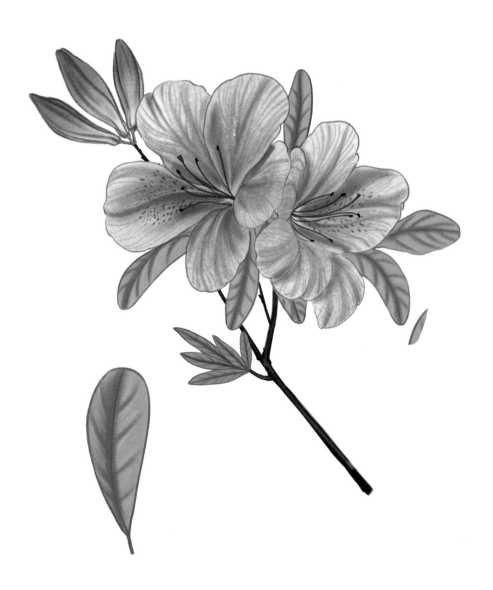

损伤、风湿痛、吐血、衄血等症。花可内服，煎汤的剂量为 15~30 克；杜鹃花的种子可研末冲服，每次 0.9~1.5 克。

杜鹃花的妙处在于可以治疗女子月家病，经闭干瘦，可用杜鹃花二两，水煎服。如果用于治疗跌打疼痛，可以用杜鹃花子五分，研为细末，用酒吞服。如果用于治疗流鼻血，可以用生的杜鹃花五钱至一两，水煎服。杜鹃花还可以治疗白带，用杜鹃花五钱，和猪脚适量同煮，吃肉喝汤即可。

需要注意的是，开黄色花的杜鹃有毒，黄色杜鹃的植株和花内均含有毒素，误食后会引起中毒；白色杜鹃的花中含有四环二萜类毒素，中毒后引起呕吐、呼吸困难、四肢麻木等症状。所以在食用和服用杜鹃花的时候，要分仔细啊，千万别弄错了。

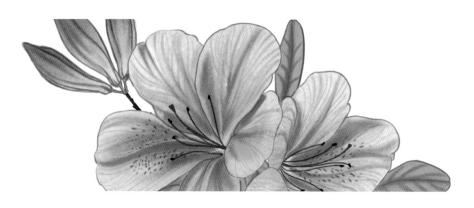

桃花
——十里桃花为你颜

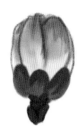

曾几何时，电视剧《三生三世十里桃花》可谓是火得一塌糊涂，很多人无不被那十里桃林的风光所吸引，此时此景，完全不亚于《射雕英雄传》中的桃花岛。古往今来，人们对桃花的向往从未衰减，从"桃之夭夭，灼灼其华"，再到"忽逢桃花林，夹岸数百步，中无杂树，芳草鲜美，落英缤纷"，无不令人神往。

桃花花朵丰腴，色彩艳丽，是早春常见的漂亮花朵，而桃花还有独特的花语，那就是"爱情的俘虏"。自古以来，桃花都离不开"爱情"两个字，人们常说"桃花运"，就是指桃花能给人带来爱情的机遇，有了桃花的祝福，相信你会很快拥有自己的爱情，所以，便给桃花赋予"爱情的俘虏"的花语。

其实，桃花不仅好看，还具有独特的养生价值。桃花是蔷薇科李属落叶乔木，一般在初春开花，那么桃花究竟有何作用呢？中医认为，桃花味甘、苦，性平、微温，归心、肺、大肠经。具有泻下通便、利水消肿等作用；适用于水肿、腹水、便秘等症；一般用量为3~6克。

早在《千金要方》中就有过记载："桃花三株，空腹饮用，细腰身。"《名医别录》中也记载："桃花味苦、平，主除水气、利大小便，下三虫。"

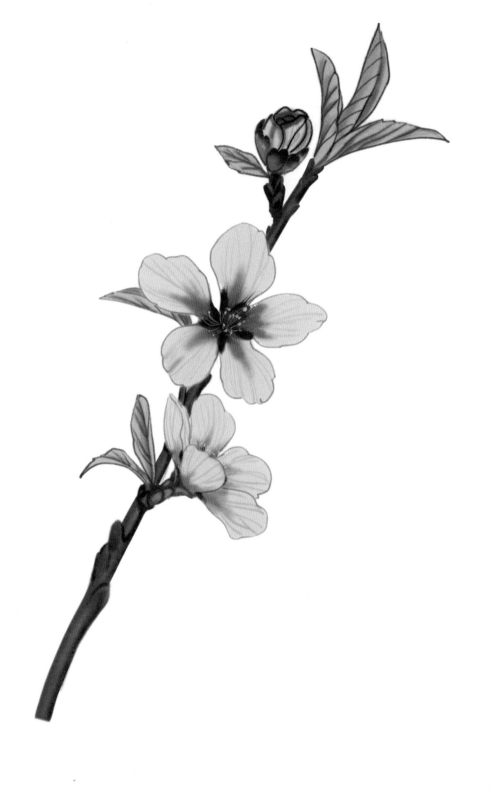

从这些信息来看，桃花不仅仅是可以泻下通便、利水消肿；更重要的是可以作为减肥、美容、护肤的良品。

　　古人曾用"人面桃花相映红"来赞美少女娇艳的姿容，其实桃花确实有美颜作用。一般在清明节前，桃花还是花苞时，采用桃花250克、白芷3克，用白酒1000毫升密封浸泡30天，每天早晚各饮15~30毫升，同时将酒倒少许在手掌中，两掌搓至手心发热，来回揉擦面部，对黄褐斑、黑斑、面色晦暗等面部色素性疾病有较好效果。

　　当然，用桃花来美容，方法不止这一种。比如，将新鲜的桃花捣烂取汁，涂于脸部，轻轻按摩片刻；用阴干的桃花粉末，以蜂蜜调匀涂敷脸部，然后洗净。新鲜的桃花中的营养物质可滋润皮肤，改善面部细胞的活力，从而达到面色红润、皮肤润泽光洁且富有弹性的美容效果。

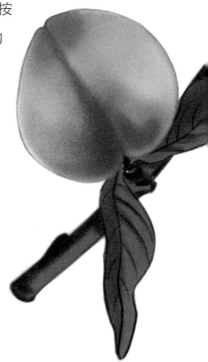

梅花

——悠然解郁

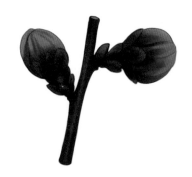

    对于梅花，给我印象最深的是王安石的那首诗——"墙角数枝梅，凌寒独自开。遥知不是雪，为有暗香来。"在大雪纷飞中踏雪观梅，那种美让人难忘。宋代著名女词人李清照《一剪梅·红藕香残玉簟秋》的词，更是传唱千年，经久不衰。

    然而，我小时候对于梅花其实并没有什么概念，因为家乡并没有梅花，对于梅花也只是停留在"道听途说"的层面。后来我到了北方，一到冬日，只见梅花绽放，暗香浮动，令人陶醉。

    梅花与竹、兰、菊并称为四君子，又与松、竹并称为"岁寒三友"，梅花探波傲雪、剪雪裁冰，即便它所处环境恶劣，却仍在凌厉寒风中傲然绽放于枝头，以坚强、高洁、谦虚的品格为世人所敬重。

    梅花是蔷薇科杏属小乔木或稀灌木植物，在严寒中，梅开百花之先，独天下而春。梅花的种类繁多，有许多类型不但露地栽培供观赏，还可以栽为盆花，制作梅桩。梅花一般在腊月或初春花未开放时采摘，及时低温干燥即可。梅花可提取香精，还可入药。

    梅花味辛、甘、微苦，性凉；归肺、胃经；具有解毒清热、理气开郁的作用；适用于暑热烦渴、头晕、胸闷脘痞、梅核气、咽喉肿痛、百日咳、小儿麻疹、烫火伤等症。一般内服煎汤，用量为 3~9 克；外用适量，浸油外涂。

如果将腊梅花收藏好，放在夏季使用，更是妙不可言。在夏季，将适量的梅花和蜂蜜用开水冲泡，每天代替茶水饮用，不仅能够清除暑热，还可以有效预防热气伤胃阴，还具有驱除心烦口渴等效果。

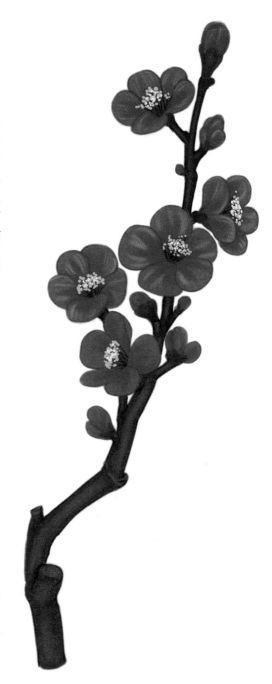

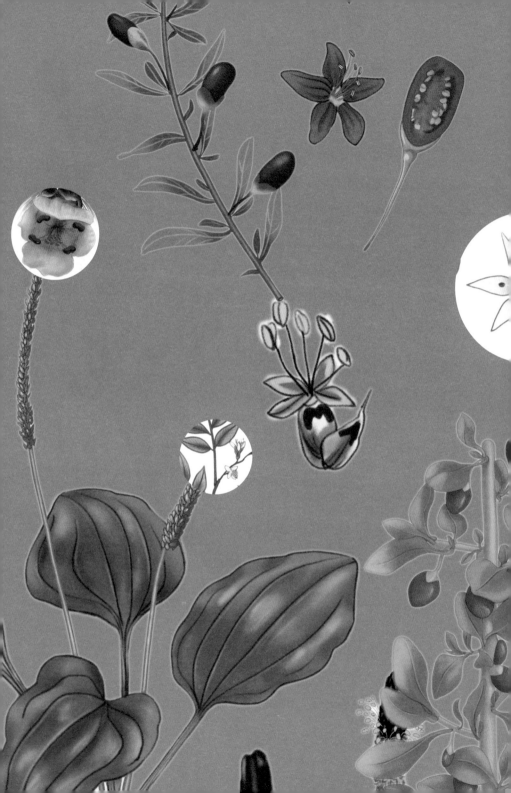

第五章

龙生九子各不同

——谁说同呼吸的一定同『命运』

车前草与车前子
——本是同根生功效却不同

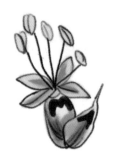

　　有这么一句歌词叫"路边的野花你不要采"，意思是告诫人们对爱情要专一，但是路边的野草是可以采的呀，因为古人曾说过"有人识得路边草，一生衣食不会少"，就是指很多路边野草其实是可以治病的良药，如果一个医生能够对随处可采的花草合理运用的话，养家糊口自然是没有问题的。

　　然而在众多的路边野草中，有一种野草却脱颖而出，这种野草最早在《诗经》中就有记载，那时候人们一边采着这种野草，一边唱着歌，仿佛采茶姑娘一边采茶一边歌唱一般。而这种野草俗名五根草、车轮菜、车轱辘菜，学名车前草。

　　车前草是车前科车前属多年生草本植物，大多生长在山野、路旁、花圃、菜圃以及池塘、河边等地，一般在 6~10 月陆续剪下黄色成熟果穗，晒干，搓出种子，去掉杂质，晒干后可入药，也可药用全草。但在临床使用时，车前草和车前子的功能主治是不一样的，而是各有侧重。

　　中医认为，车前子味甘性寒；归肝、肾、肺、小肠经；具有清热利尿通淋、渗湿止泻、明目、祛痰等作用；适用于热淋涩痛、水肿胀满、暑湿泄泻、目赤肿痛、痰热咳嗽等症；一般内服用量为 9~15 克，在水

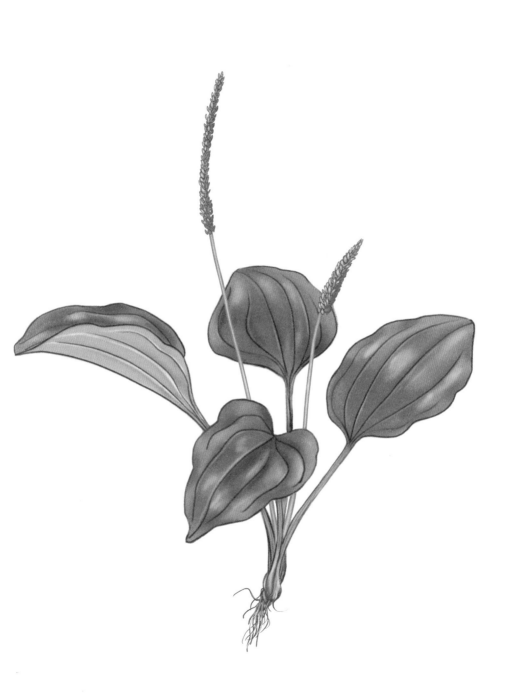

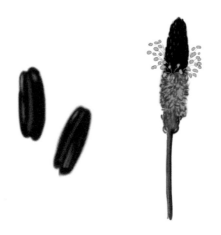

煎服时应将车前子包煎为好。

　　而车前草与车前子的功效同中有异。中医认为，车前草味甘性寒；归肝、肾、肺、小肠经；具有清热利尿通淋、祛痰、凉血、解毒等作用；适用于热淋涩痛、水肿尿少、暑湿泄泻、痰热咳嗽、吐血衄血、痈肿疮毒等症；一般内服用量为 9~30 克；如果是鲜品，用量为 30~60 克。

　　对比一看，车前草和车前子性味归经都是一样的，功效中都可以清热、利尿、通淋、祛痰；但不同的是，车前子偏于渗湿止泻、明目，而车前草偏于凉血、解毒。所以在临床使用时，需要记住二者的异同，方可有的放矢、药尽其有。

紫苏
——从头到脚都是宝

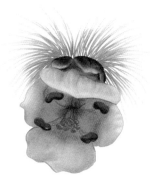

　　有一次我感冒了，准备出去买点药，可是没走多远，看到路旁有一些紫苏，于是采摘了一些紫苏叶，又在田边采了一些小葱，然后回家熬成一碗汤，趁热喝下，微微汗出，傍晚时分，再喝上一碗，感冒就好得差不多了。

　　其实这种情况，在我小时候也经历过，那个时候我只要身体一感风寒，就会感冒。那个时候家里穷，去医院要步行几十公里，好在爷爷精通医药，于是就用紫苏叶和葱白给我熬汤喝。从那以后，我就知道，紫苏加葱白，对于风寒感冒效果是挺不错的。

　　紫苏一般长在房前屋后、沟边地边肥沃的土壤上，野生的比较多，也有人栽培这种植物。如果不认识紫苏的人，也就把它当作野草了，不去理会。但是紫苏浑身是宝，在中医人的眼里，可以说是一味极其常用的中药。

　　紫苏是唇形科紫苏属一年生草本植物，全草皆可入药。一般采收紫苏叶，需要在 7 月下旬至 8 月上旬，在紫苏未开花时进行；采收紫苏梗，一般在 9 月上旬开花前，花序刚长出时采收；采收紫苏子，一般在 9 月下旬至 10 月中旬种子果实成熟时采收。采收紫苏要选择晴天收

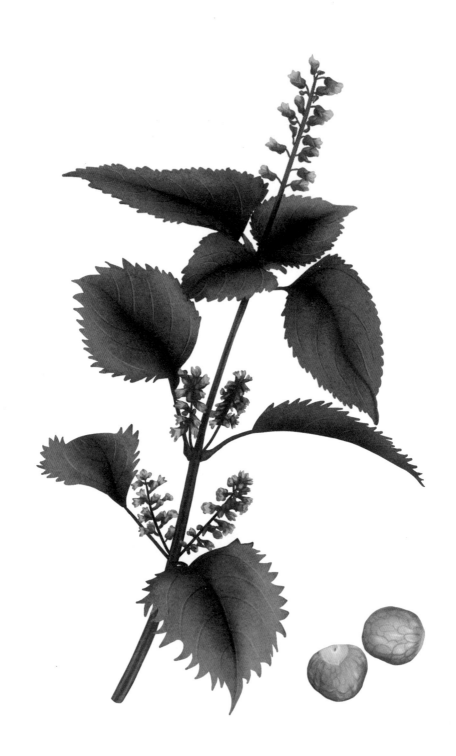

割，香气足，方便干燥。

紫苏叶是紫苏中最常用的部分，既可以入药，也可以食用。中医认为，紫苏叶味辛性温；归肺、脾经；具有解表散寒、行气和胃等作用；适用于风寒感冒、咳嗽呕恶、妊娠呕吐、鱼蟹中毒等症；一般用量为5~9克。

紫苏梗的使用范围与紫苏叶却不太一样，而且还有较大的差别。中医认为，紫苏梗味辛性温；归肺、脾经；具有理气宽中、止痛、安胎等作用；适用于胸膈痞闷、胃脘疼痛、嗳气呕吐、胎动不安等症；一般用量为5~9克。

最后来看看紫苏子，紫苏子与紫苏叶和紫苏梗的作用又有一些不同。中医认为，紫苏子味辛性温；归肺经；具有降气化痰、止咳平喘、润肠通便等作用；适用于痰壅气逆、咳嗽气喘、肠燥便秘等症；一般用量为3~9克。

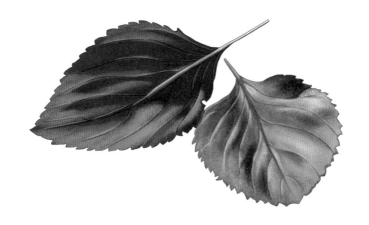

何首乌
——生熟两重天

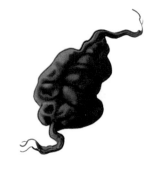

  在古代，大型的药店总会有那么几件镇店之宝，比如有的药店有人参、鹿茸、冬虫夏草，有的药店有人参、三七、灵芝，还有的药店有人参、石斛、何首乌。这些都可以说是有故事的中药，也是极具传奇色彩的中药，尤其是人参与何首乌两味药，更是被广为传颂。

  人参大补元气，尤其是一味独参汤能够挽救元气虚脱、肢冷汗出、脉微欲绝等危症，所以人参这味药便有了起死回生的传说。而与之相对的何首乌，据说能够长成人形，能通人性，也有起死回生之效。但事实上，何首乌在危急重症方面的作用，只是一个传说，并没有像人参那般"铁证如山"。

  何首乌是蓼科何首乌属多年生缠绕藤本植物，大多生于山谷灌丛、山坡林下、沟边石隙中。一般在秋季霜降后、茎叶枯萎时采收，挖出块根，切片晒干后即可入药。对于何首乌这味药，切片都有讲究，在《药性赋》中记载"知母桑皮天麦冬，首乌生熟地黄分；偏宜竹片铜刀切，铁器临之便不驯"。也就是说，何首乌要用铜刀或竹刀切片才行。

  何首乌在药用时，生用和熟用的效果是不一样的。生用何首乌，味苦、甘、涩，性微温；归肝、心、肾经；具有解毒、消痈、截疟、润

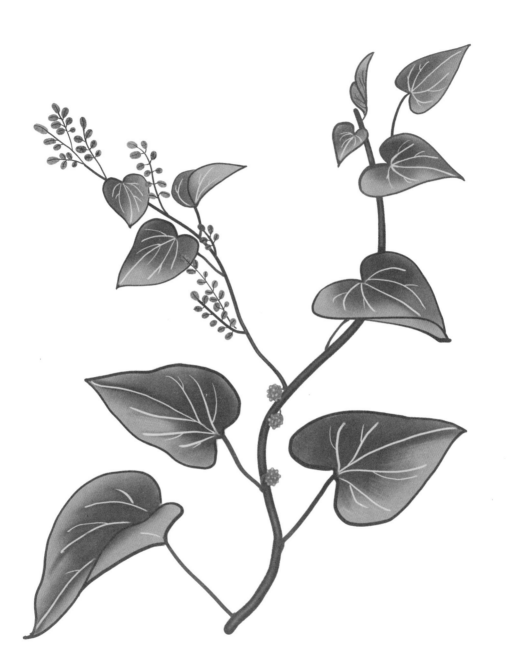

肠通便等作用；适用于疮痈、瘰疬、风疹瘙痒、久疟体虚、肠燥便秘等症；一般用量为6~12克。

熟用的制首乌，性味归经，一般用量与生首乌相同，但功效和主治就不一样了。制首乌具有补肝肾、益精血、乌须发、强筋骨、化浊降脂等作用；适用于血虚萎黄、眩晕耳鸣、须发早白、腰膝酸软、肢体麻木、崩漏带下、高脂血症等症。

近年来，也有一些关于何首乌制剂相关的不良反应的报道，临床上可出现黄疸（皮肤、巩膜黄染）、尿色变深、恶心、呕吐、乏力、虚弱、胃痛、腹痛、食欲减退等症。如果服用何首乌制剂出现这些症状后，应立即停药，并及时就医。

一般来说，何首乌的临床应用还是极其广泛的，尤其是生用与熟用的功效主治各不相同，更是给医生带来了辨证思考。但何首乌也有一些禁忌证，比如大便清泄及有湿痰者不宜用何首乌，还有使用何首乌的时候要忌铁器。除此之外，有肝病史或其他严重疾病的患者，在使用何首乌时需谨慎。

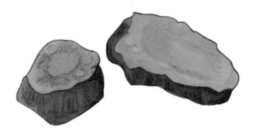

地骨皮与枸杞
——亲兄弟各显能

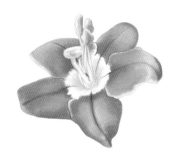

　　大自然还真是神奇，有些植物的不同部位，居然会有不同的作用。一般来讲，同一个植物的性味功能应该大致相似，但是也有相当一部分植物每一个部位都不一样，而且都能自立门户、独当一面。比如板蓝根和大青叶、车前草和车前子，以及下面要说的地骨皮和枸杞子。

　　对于枸杞，我想人们应该是耳熟能详的了，很多人都知道枸杞可以养肝补肾，所以不少熬夜的人士喜欢喝点枸杞水。但是枸杞子和地骨皮，它们二者的作用几乎是没有多大关系，似乎它们不是亲兄弟，要不是有心人考证，可能很少有人会想到它们竟然"本是同根生"。

　　地骨皮是茄科枸杞属枸杞的根皮，在临床中应用比较广泛。中医认为，地骨皮味甘性寒；归肺、肝、肾经；具有凉血除蒸、清肺降火等作用；适用于阴虚潮热、骨蒸盗汗、肺热咳嗽、咯血、衄血、内热消渴等症；一般用量为 9~15 克。

　　地骨皮对于骨蒸劳热的作用比较好，比如用地骨皮、防风各 30 克，炙甘草 3 克，研为细末，每次服用 6 克，用水 300 毫升，加生姜三片，竹叶七片，一起煎服，可以具有解一切虚烦躁、生津液的作用，对于骨蒸肌热作用良好。或用地骨皮 60 克，柴胡 30 克，捣罗为散，每服 6 克，

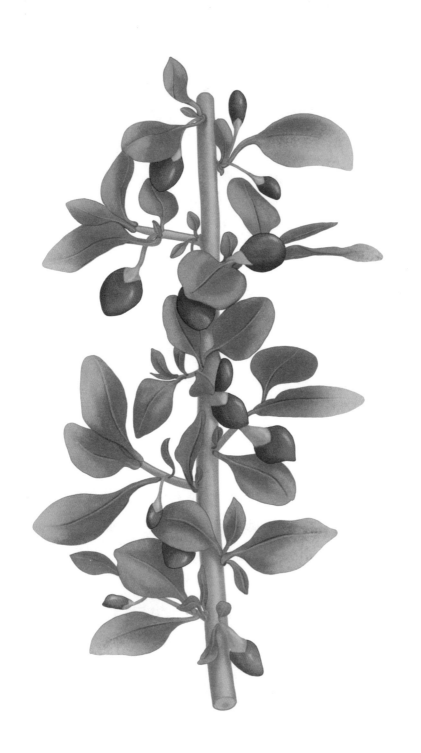

用去心麦门冬煎汤调下，对于治疗热劳颇有良效。

地骨皮对于治疗消渴，也有较好效果。比如可以
用地骨皮、土瓜根、栝楼根、芦根各 45 克，去心麦门
冬 60 克，去核大枣 7 枚，将这些药物锉如麻豆；每次服用
时，取 12 克药末，用水 100 毫升，煎取 80 毫升，去渣温服，可以治
疗消渴日夜饮水不止。也可用枸杞根 50 克、石膏 10 克、小麦 30 克，
加水适量煮汤，待麦熟汤成，去渣温服，可以治疗消渴唇干口燥。

地骨皮还是治疗肛肠疾病的良药。比如可以用地骨皮、凤眼根皮各
等分，炒成微黄色，捣为细末，每次服用 10 克，空心温酒调服，可以
治疗肠风痔漏、下血不止；也可采摘新鲜的地骨皮刮去外面的赤皮，只
要第二层的薄白皮，晒干后捣罗为末，每次使用时取地骨皮末 30 克，
加入地龙末 3 克，和匀后备用，先以热虀汁清洗患处，然后再用药末
干掺，对痔疮颇有良效。

在使用地骨皮的时候，也有一些注意事项。在古代一些医学专著
中，认为煎煮地骨皮的时候，是要忌铁器的。在临床使用的过程中，
正如《本草汇言》所说，"虚劳火旺而脾胃薄弱，
食少泄泻者宜减之"。另外，《本草正》也
指出，使用地骨皮的时候需要注意，
"假热者勿用"。

桑树

——无一处不是药

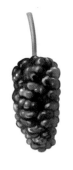

　　一次偶然，我翻开《诗经》这本经典，无意中看到一句词，"期我乎桑中，要我乎上宫，送我乎淇上矣"。将一对相爱的恋人在"桑中""上宫"里的销魂时刻以及相送淇水的缠绵，写得直白甜美，炽热的爱情与绿意葱茏的草木给人带来勃然的愉悦跃然纸上。然而，桑树林并非只是约会的地方，也是药材的诞生地，桑树上的叶片、枝条、根皮、果实等，哪一个不是治病良药呢？哪一个不是养生妙品？

　　桑叶，我们会比较熟悉，但是很多人对桑叶的第一印象可能是用来养蚕的，殊不知，桑叶还是一味中药呢！中医认为，桑叶味甘、苦，性寒；归肺、肝经；具有疏散风热、清肺润燥、清肝明目等作用；适用于风热感冒、肺热燥咳、头晕头痛、目赤昏花等症；一般用量为 5~9 克。尤其是霜降过后的桑叶，疗效更好。

　　桑树的枝叶、桑枝、桑条、嫩桑枝，我们都称之为桑枝，也是一味良药。中医认为，桑枝味微苦，性平；归肝经；具有祛风湿、利关节的作用；适用于风湿痹病，肩臂、关节酸痛麻木等症；一般用量为 9~15 克。桑枝还是引药到手臂手指的引经药，尤其是在治疗风湿手臂指麻的患者时，可与威灵仙、防己、当归等药同用，疗效更佳。

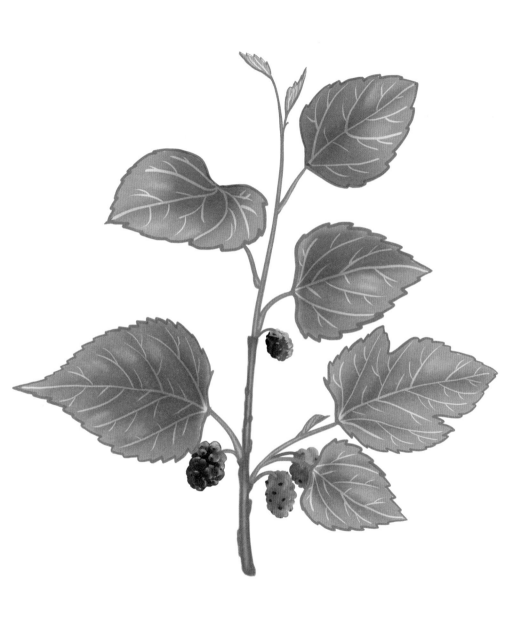

在秋末落叶时至第二年春季发芽前采挖桑树的根部，刮去黄棕色粗皮，纵向剖开，剥取根皮，晒干后也可入药，这种药材称之为桑白皮。中医认为，桑白皮味甘，性寒；归肺经；具有泻肺平喘、利水消肿等作用；适用于肺热咳喘、水肿胀满尿少、面目肌肤浮肿等症，一般用量为6~12克。

桑葚是桑树的成熟果实，一般夏季成熟时采收，除去杂质，洗干净后可食用，或晒干或略蒸后晒干食用，也可用来泡酒服用。当然，桑葚还是一味中药材呢！中医认为，桑葚味甘、酸，性寒；归心、肝、肾经；具有滋阴补血、生津润燥的作用；适用于肝肾阴虚、眩晕耳鸣、心悸失眠、须发早白、津伤口渴、内热消渴，肠燥便秘等症；一般用量为9~15克。

桑树除了它的药用价值之外，还有更多的经济价值。比如桑木还可以用来做弓，叫作桑弧；桑树的枯枝可以当干柴；桑木及桑树皮可以造纸；桑叶为养蚕的主要饲料，还可作土农药。桑木可以制造农业生产工具，如桑杈、车辕等，还可用于家具、乐器、雕刻等；桑葚不但可以充饥，还可以酿酒。

当看完桑树的药用价值和经济价值之后，不禁感叹，原来，这桑树的作用竟然这么多，一个极其寻常的桑树，没想到它浑身都是宝。当然，桑树的药用及养生价值更是有益于人们的身心健康的，我们应好好运用。

橘子
——浑身是宝的果中良药

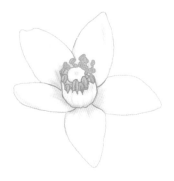

　　小时候，读过冰心的那篇《小桔灯》之后，我也想买几个大橘子，试着做一盏小桔灯，尤其是在停电之后的漆黑夜晚，点上小桔灯，在烛光中或沉思，或憧憬。每每看到街头小摊或超市的橘子时，我都会不由自主地想起儿时制作小桔灯的时光。

　　后来学医之后，我才发现橘子是个宝贝，可以说它全身是宝。橘子是芸香科柑橘属常绿小灌木或乔木的果实，一般秋、冬季采收，去皮取瓤囊后即可食用。然而，很多人不知道的是，橘子的叶、皮、络、核等都是治病救人的良药。

　　尤其是在小摊上买橘子的时候，卖橘子的小哥总是会说，这橘子是刚从橘子树上摘下来的，不信你看，这橘子上还有橘叶呢！其实橘叶也是一味中药，味辛、苦性平；归肝经；具有疏肝行气、散结消肿等作用；适用于胸胁作痛、乳痈、乳癖等症；一般用量为6~10克。

　　在吃橘子的时候，首先得把橘子的果皮剥开，而很多人会把剥开的橘子皮随手扔掉，但他们不知道的是，扔掉的橘皮也是一味良药。由于橘皮放得越久，效果越好，所以又称之为陈皮。中医认为，陈皮味苦、辛性温；归肺、脾经；具有理气健脾、燥湿化痰等作用；适用于脘腹胀

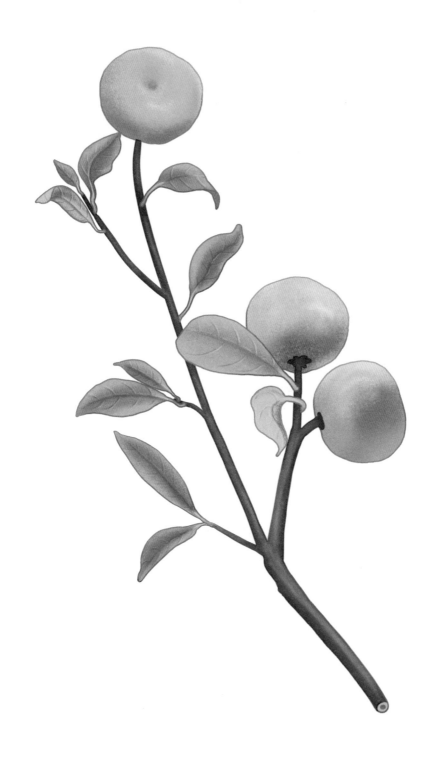

满、食少吐泻、胸闷气短、咳嗽痰多等症；一般用量为 3~9 克。

如果把橘子里的内白部分去掉的话，通常称之为橘红，它的辛苦之味比较重，在临床上主要用于祛湿化痰，尤其是痰多壅肺的时候，效果颇佳。中医认为，橘红味辛、苦，性温；归肺、脾经；具有理气宽中、燥湿化痰等作用；适用于咳嗽痰多、食积伤酒、呕恶痞闷等症；一般用量为 3~9 克。

很多人在吃橘子的时候，往往会把橘瓣上面的白色网状丝络扔掉，殊不知扔掉的这个东西叫"橘络"，也是一味良药。中医认为，橘络味甘、苦性平；归肝、肺经；具有行气通络、化痰止咳等作用；适用于痰滞经络之胸痛、咳嗽、痰多等症；一般用量为 3~5 克。

偶尔在吃橘子的时候，会发现橘子还是有种核的，而这种种核也是一味中药材。中医认为，橘核味苦性平；归肝、肾经；具有理气、散结、止痛等作用；适用于疝气疼痛、睾丸肿痛、乳痈乳癖等症；一般用量为 3~9 克。

综上所述，一个橘子的世界，竟然有着这么多千丝万缕的联系，而且全身是宝，难怪会那么受欢迎。但是需要注意的是，橘子虽好，但不要过量食用，不然的话，它所产生的热量既不能转化为脂肪贮存在体内，又不能及时消耗掉，就会由积聚引起"上火"，从而出现口腔炎、牙周炎、咽喉炎和便秘等症状。

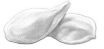

白术
——健脾益胃能安胎

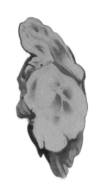

在中医的概念里，脾胃的作用是极其重要的，有"脾胃为后天之本"之说。而在大自然中，有一味药却是健脾益胃的良药，这味药就是白术。白术是菊科苍术属多年生草本植物，一般在霜降至立冬的时候采挖，除去茎叶和泥土，烘干或晒干，再除去须根即可入药。

那么白术有什么作用呢？中医认为，白术味苦、甘，性温；归脾、胃经；具有补脾、益胃、燥湿、和中、安胎等作用；适用于脾胃气弱、不思饮食、倦怠少气、虚胀、泄泻、痰饮、水肿、黄疸、湿痹、小便不利、头晕、自汗、胎气不安等症；一般用量为6~12克。

白术经过炮制之后，药用功效则略有变化。一般来说，白术的炮制大致有生白术、炒白术、焦白术和土白术4种。一般生白术的炮制方法是拣净杂质，用水浸泡，浸泡时间应根据季节、气候变化及白术大小适当掌握，泡后捞出，润透、切片、晒干。焦白术则是将白术片放在锅内用武火炒至焦黄色，喷淋清水，然后取出晾干。

炒白术则是用麦麸作为辅料，用50千克白术片和麦麸皮5千克，先将麦麸皮撒在热锅内，待到烟冒出时，将白术片倒入锅内，微炒至淡黄色，取出，筛去麦麸皮后放凉即可。土白术则是用灶心土作为辅

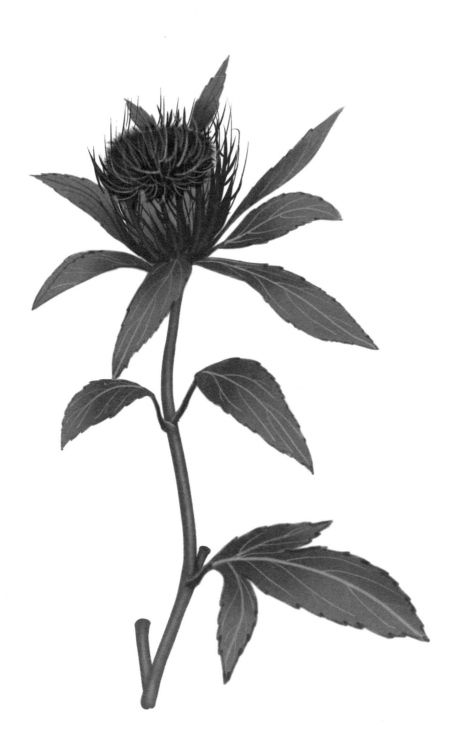

料来炮制的，取 50 千克白术片和 10 千克灶心土粉，将灶心土粉放在锅内炒热，加入白术片，炒至外面挂有土色的时候再取出，筛去泥土，放凉后即可。

那么，白术经历这些炮制之后，究竟药效有哪些不同呢？首先我们来看一下生白术，一般来讲，生白术在白术原有的功效中更长于健脾通便；炒白术在原有的功效中，更长于燥湿；而土白术的功效则更长于健脾和胃、止泻止呕；焦白术则是更长于温化寒湿、收敛止泻。

白术健脾益胃的作用一点也不含糊，可能很多人对白术安胎的作用不太理解。在《妇科玉尺》中记载的千金保胎丸，就是以土白术、熟地黄、姜杜仲、酒当归等同用，具有养血安胎的作用，妇科用于妇人妊娠三月，气血不足，冲脉受伤，欲小产者；在《傅青主女科》中记载的完胞饮，则是用土白术与人参、黄芪、酒当归等药同用，可用于妇人产时，损伤胞胎，小便淋漓不止，欲少忍须臾而不能者。

对于白术这味药来说，在临床使用时也有一些注意事项。比如《药品化义》中曾记载，"凡郁结气滞，胀闷积聚，吼喘壅塞，胃痛由火，痈疽多脓，黑瘦人气实作胀，皆宜忌用"。简单来说，也就是阴虚燥渴、气滞胀闷者需忌服白术。

石榴

——皮里暗藏治病玄机

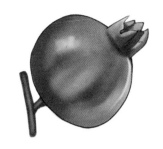

大自然奇妙万千，春季百花斗艳，秋季万果对擂。然而有一种花果，曾入了几位皇帝的法眼，这可是天大的恩宠，即便这个花果名不见经传，它也会毫不谦虚地说，"我就是我，不一样的烟火"。

那么，这个花果究竟是什么呢？它就是大名鼎鼎的石榴。早在南北朝时期，梁元帝在《乌栖曲》中填了"芙蓉为带石榴裙"一词，石榴裙的名称也就随之而来。在唐朝，被打发到感业寺出家为尼，却因"开箱验取石榴裙"一首诗而再次被皇上惦记的武媚娘，继而走出感业寺，最后登上女皇的宝座。

也许有人会说，这石榴裙与石榴有关系吗？有的，在古代，女人大多喜欢穿石榴红色的裙子，而当时染红裙的颜料，也主要是从石榴花中提取而成的，所以人们将红裙称之为"石榴裙"，也就有了"拜倒在石榴裙下"的说法来形容男子被女人的美丽所征服。

石榴裙固然诱人，而石榴更诱人流涎。比如著名的大才子潘安曾这样歌咏石榴——"榴者，天下之奇树，九州之名果，滋味浸液，馨香流溢。"石榴是石榴科石榴属落叶乔木或灌木的果实，又名若榴、丹若、天浆，其果实色彩绚丽，籽粒晶莹，甘美多汁，清凉爽口，营养丰

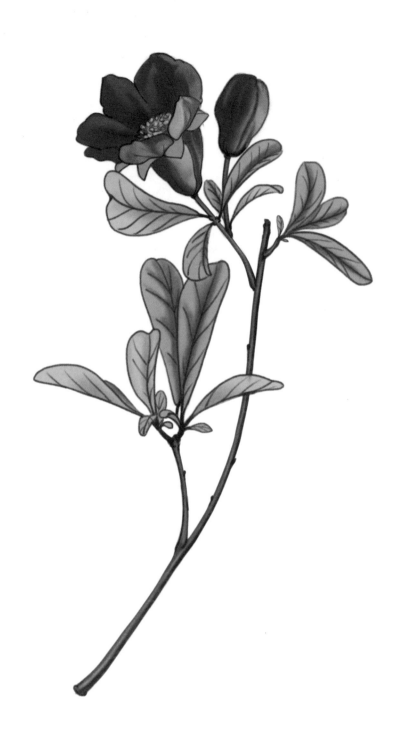

富，可以说是一种珍奇的浆果。

石榴不仅是一种可口的浆果，而且还全身是宝，它的花、叶、果实、果壳、根皮均可药用。石榴花"阴干为末，和铁丹服一年，变白发如漆"，可见其有乌发之功，但更多的是用石榴花止血。石榴叶可以治疗跌打损伤，以叶捣敷患处。石榴的果实红如玛瑙，白若水晶，其味清甜可口，可以止血、止泻、止渴。石榴根皮能杀虫，石榴果皮酸涩，可以止泻痢。

但对于石榴而言，药用最广泛的当属石榴皮，但很多人在吃石榴的时候往往都把石榴皮扔了。比如用石榴皮烧存性，研为细末，每次服用 6 克，可以治疗久泻不止；若用石榴皮炭，研末与红糖用开水冲服，可以治疗肠风下血。用石榴皮水煎后，加蜂蜜冲服，可以治疗血崩；石榴皮与红糖冲服，可以治疗赤痢、尿血、鼻出血；石榴皮 5 克、生山楂 10 克，研为细末，用红糖冲开水送服，可以治疗水泻。

石榴虽然好吃又好用，但也不要多吃，因为石榴中糖分较多，多食会损伤牙齿，它的汁液色素能染黑牙齿，所以龋齿疼痛者不宜吃石榴。石榴的汁液还会助火生痰损伤肺气，所以肺气虚弱及肺病患者，如肺痿、矽肺、支气管哮喘、肺脓肿等，切忌不要吃石榴。石榴具有收敛作用，大便秘结、糖尿病患者要忌食。另外，患有急性盆腔炎、尿道炎以及感冒者也要忌食石榴。

韭菜

——能食能药能保健

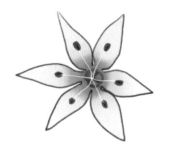

　　以前在大学的时候，一到周末，就会三五同学去夜市吃烧烤，必点的几个小菜有老醋花生、烤韭菜串儿之类的。有一次吃夜宵的时候，我一不小心被鱼刺卡住了，真叫人哭笑不得。当时，在场的人有叫我喝醋的，也有叫我吃韭菜的，结果还是吃了韭菜才缓解。

　　从那之后，我就对韭菜另眼相看了。其实，韭菜那股味道的确让人觉得不爽，要是你吃了韭菜包子、韭菜盒子、烤韭菜串儿等之后，要想呵气如兰是比较难的，如果这个时候想跟爱人亲吻，可能会遭到嫌弃。所以，很多人对韭菜是又爱又恨，爱恨缠绵。

　　韭菜是百合科葱属多年生宿根草本植物，韭菜叶、花葶和花均作蔬菜食用；韭菜不仅具有良好的食用价值，也有较好的药用价值。一般来说，韭菜及韭菜的种子等可以入药，具有补肾、健胃、提神、止汗固涩等功效。

　　韭菜全草都可以入药，韭菜根味辛，性温，归肝经，具有温中、行气、散瘀的作用。韭菜叶味甘、辛咸，性温，归胃、肝、肾经，具有补肾温阳、益肝健胃、行气理血、润肠通便等作用。韭菜籽味辛、甘，性温，归肾、肝经，具有温补肝肾、壮阳固精、暖腰膝的作用。

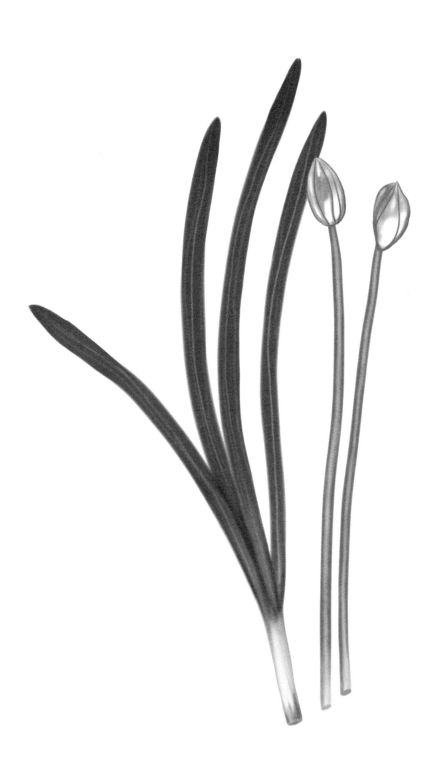

对于韭菜来说，古代称之为起阳草，意思是说韭菜有壮阳的作用，实际上，韭菜的作用是益阳而非壮阳，但韭菜的种子确有壮阳的作用。在《本草纲目》中记载陈藏器的医学经验，韭菜的根和叶具有"温中下气，补虚益阳，调和脏腑，令人能食，止泄血脓，腹中冷痛"等作用；而对韭菜籽却做了如下记录："补肝及命门，治小便频数、遗尿，女人白淫、白带。"可见，韭菜真正壮阳的部分是种子而非根和叶。

韭菜虽然对人体有很多好处，但也不是多多益善。《本草纲目》中引用寇宗奭的经验说：韭菜"春食则香，夏食则臭，多食则神昏目暗，酒后尤忌"。所以，阴虚内热及疮疡、目疾患者都应忌食。从营养学的角度来看，韭菜的粗纤维比较多，不易消化吸收，所以一次不能吃太多韭菜，否则大量粗纤维刺激肠壁，往往引起腹泻。韭菜的食用量，一般控制在一顿 100~200 克。

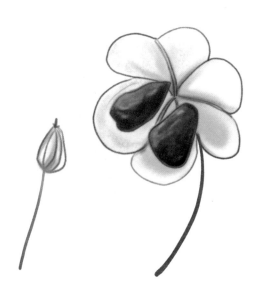

当归
——妇科圣药不能少

　　有一味中药能表达思念，你相信么？据说，当年李时珍离开父母妻子，去太医院工作，他的妻子给他写信时，提笔便写"槟榔一去，已过半夏，岂不当归耶？"而这一句中，"当归"一词表达了强烈的思念之情。然而，当归也是李时珍眼中的妇科圣药。

　　在《本草纲目》中，对当归有过这样的描述："当归调血，为女人要药，有思夫之意，故有当归之名。"可见，这个解释与"槟榔一去，已过半夏，岂不当归耶？"这样的诗词不谋而合。然而，早在宋代陈承的《本草别说》中这样说道："使气血各有所归。恐当归之名，必因此出也。"这种说法更是将当归的药性与思念之意进行了深层次的演绎，更有嚼头。

　　当归是伞形科当归属多年生草本植物，一般在秋末采挖，除去须根及泥沙，待水分稍蒸发后，捆成小把，上棚，用烟火慢慢熏干，即可药用。然而在古代的中医眼里，认为当归的特性比较特殊，所以把当归的药用部分分为了"归头""归身""归尾""全归"。

　　一根完整的当归，我们称之为全归，既能补血，又可活血；根部的上端，称之为"归头"，能够止血；主根称之为"归身"或"寸身"，能

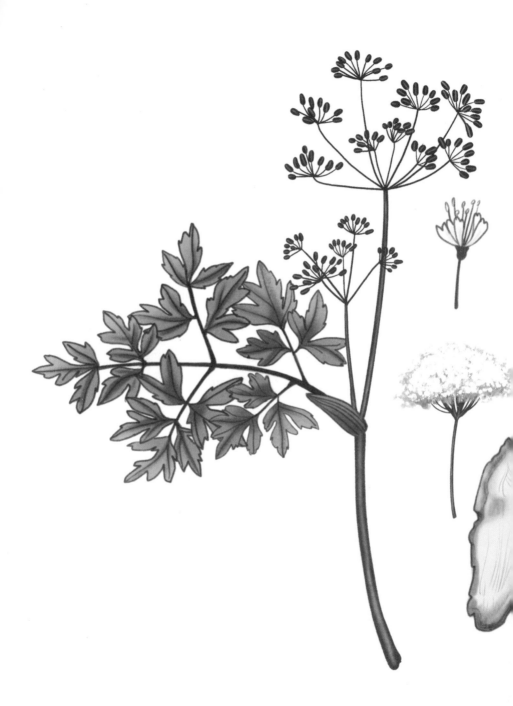

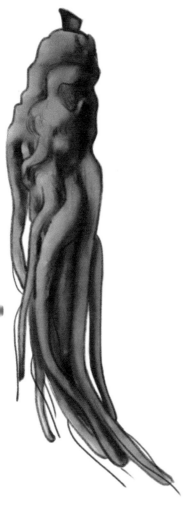

够养血；支根称之为"归尾"或"归腿"，能够破血。一根当归，头尾的作用就有如此奥秘，真是气象万千啊。

我们从当归的功效中不难看出，其"补血、活血、破血、养血"的功效，与女性关系密切。在中医看来，女子以血为本，而当归是血家圣药，又加上当归的"调经"作用，说它是妇科圣药，一点儿也不为过。

但实际上，当归远远不止是妇科圣药。中医认为，当归性温，味甘、辛，归肝、心、脾经，具有补血活血、调经止痛、润肠通便等作用。适用于血虚萎黄、眩晕心悸、月经不调、经闭痛经、虚寒腹痛、肠燥便秘、风湿痹痛、跌扑损伤、痈疽疮疡等症。

当归虽好，也有一些情况不宜使用。一般来说，湿阻中满及大便溏泄者，应谨慎服用当归。在《本草经疏》中记载，"肠胃薄弱，泄泻溏薄及一切脾胃病恶食、不思食及食不消，并禁用之，即在产后胎前亦不得入"；在《本草汇言》中则进一步补充道："风寒未清，恶寒发热，表证外见者，禁用之"。

槟榔

——郎情妾意的养生果

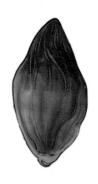

在南方，有一种植物非常独特，而且寓意颇佳。比如一个青年男子看上了谁家姑娘，就会约这个姑娘来到这种树下，男子爬到树上，不管摘不摘果子，都是一种示爱的方式，倘若女子也喜欢这男子，就会在树下静静地看着男子爬树摘果，待男子摘下果子送给女子，女子若接受这果子，就表明她已经接受男子的表白。那么这种树和果子，究竟是何物呢？它就是槟榔！

初识槟榔树的时候，还以为是椰子树呢！但二者很容易分辨。只是看到那高高的槟榔树之后我不禁感叹，这么高，没有枝丫，树干光滑，要爬上去真是不容易啊！要是一个男人肯为你爬槟榔树、摘槟榔果，那可是真爱啊！

青年男女互赠槟榔果，代表爱情。倘若是寻常人们之间互送呢？那又代表什么？槟榔槟榔，敬宾如郎，代表友情，也代表热情好客的人们的一种迎客情感。

槟榔是棕榈科槟榔属常绿乔木，多生于热带地区，常栽培于阳光充足、湿度大的林间地上。一般在采集后，拣去杂质，以清水浸泡，按气温情况换水，直到泡透为止，捞起后切片，晾干；或者取拣净的槟榔

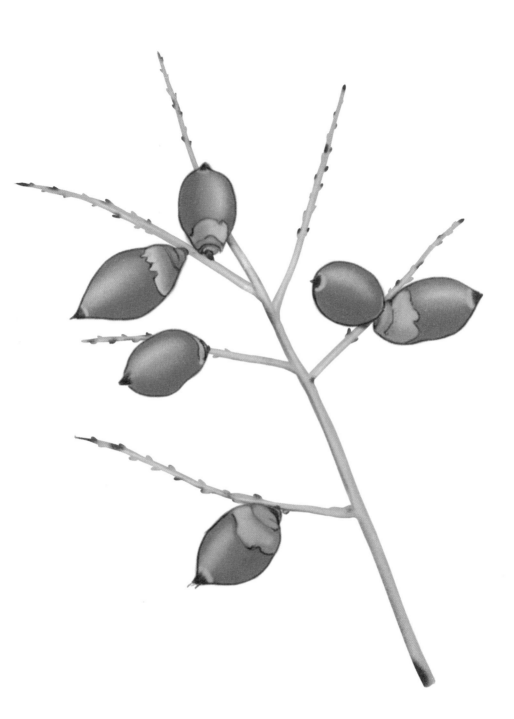

打碎如豆粒大也可以。

但是很少有人知道槟榔也是一种治病良药。中医认为，槟榔苦、辛、性温；归脾、胃、大肠经；具有驱虫、消积、下气、行水、截疟等作用；适用于虫积、食滞、脘腹胀痛、泻痢后重、脚气、水肿、疟疾等症。一般用量为：内服煎汤 6~15 克，单用杀虫，可用 60~120 克；或入丸、散剂。

很多人可能还不是很清楚，槟榔的外壳，其实也是一味良药，它也叫大腹皮。据相关的文献记载，大腹皮味辛，性微温；归脾、胃、大肠、小肠经；具有下气宽中、行水消肿等功效；适用于湿阻气滞、胸腹胀闷、大便不爽、水肿、脚气、小便不利等症。一般内服可煎汤，用量为 5~10 克；也可入丸、散剂；外用适量，煎水外洗；或研末调敷患处。对于大腹皮的使用，需要注意的是，气虚体弱者慎服。

槟榔也有一些使用禁忌，关于这一点，早在明代的《本草经疏》中记载得尤为详细，如："病属气虚者忌之。脾胃虚，虽有积滞者不宜用；心腹痛无留结及非虫攻咬者不宜用；症非山岚瘴气者不宜用。凡病属阴阳两虚、中气不足，而非肠胃壅滞、宿食胀满者，悉在所忌"。总体来说，在使用槟榔的时候，凡是有气虚下陷证候的，不宜使用槟榔。

皂荚
——果实与刺都入药

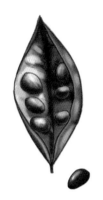

　　在小学时，有一篇课文叫《高大的皂荚树》，想想那么大的皂荚树，而且树上结的皂荚还有很多妙用，不仅可以用于生活，还可以用于医药。后来，我去姥姥家里玩，看见一棵树，树上长着张牙舞爪的刺，还差点扎到手上，姥姥看到我当时的囧状，哈哈笑了起来，说这就是课本里说的皂荚树啊，有什么好怕的。

　　我刚开始不相信这个长满奇怪的刺的树就是课本里的皂荚树，后来向精通医理的舅舅求证，果不其然，这个树就是皂荚树。舅舅说，皂荚树是豆科皂荚属落叶乔木或小乔木，果实和刺都是药材。皂荚果是医药食品、保健品、化妆品及洗涤用品的天然原料；皂荚刺有很高的经济价值和药用价值。

　　皂荚的果实和皂荚的刺都是很好的中药材，而且从功效上更是独有特色、各有千秋。皂荚的果实的作用，偏重于祛痰开窍方面，尤其是治疗中风口噤、痰咳喘满等症方面效果突出；皂荚的刺偏重于托毒排脓、活血消痈，在治疗痈疽疮毒初起或脓成不溃者效果显著。

　　皂荚的果实不仅仅是祛痰开窍，还在很多领域均有良效。比如说治疗肛肠疾病，用皂角子、槐实各一两，加粘谷糠炒香，去糠后研为细

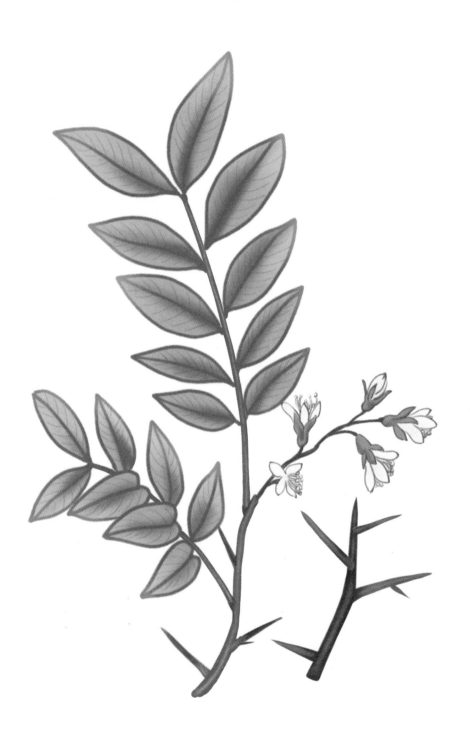

末，每服一钱，陈粟为汤送下，可以治疗肠风下血。又比如用皂角五挺，捶碎后加水揉取汁，浸泡患处，可以治疗脱肛。（注：一挺即一条。）

皂荚的果实对于牙痛也是一味良药。比如风热牙痛，可以用皂角一挺，加白矾少许，外边用黄泥封固，放在火上煅烧，待凉后研为细末，用药末擦牙。又比如风虫牙痛，可以用皂荚研末涂在牙齿上，如果口中有涎后就将药末吐去；还有另一个方子是用皂荚、食盐各等分，研为细末，每日擦牙。

而皂荚的刺的药用功效则主要在托毒排脓、活血消痈上。比如治疗疮肿无头，可以用皂角刺烧灰，黄酒送服三钱，另外嚼服葵子三至五粒，以患处如针刺为见效；治疗乳痈，可以将用皂角刺烧存性一两、蚌粉一钱，研为细末，每服一钱，温酒送下；治疗背疮不溃，可以将皂角刺用麦麸炒黄一两、绵黄芪焙干一两、甘草半两，研为细末，每服一钱，温酒送下。

皂角刺治疗疮痈不仅仅局限于外部，在肛肠及内脏方面也有涉猎。治疗痔疮，肛边痒痛不止，可以用皂荚刺 100 克、臭樗皮 50 克、防风 50 克、赤芍药 50 克、枳壳 50 克，捣罗为末，用酽醋 500 毫升，熬一半成膏，将剩下的药做成如小豆大的丸子，每次吃饭时，用防风煎汤，送服 20 丸。在《蔺氏经验方》中记载，治疗腹内生疮在肠脏，可以用皂角刺适量，好酒一碗，煎至七分，温服即可，如果平素不喝酒的，水煎服也可以。

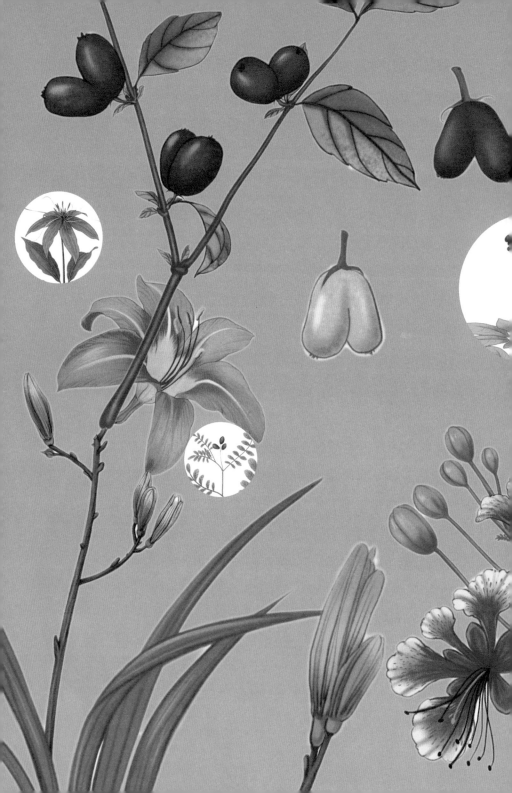

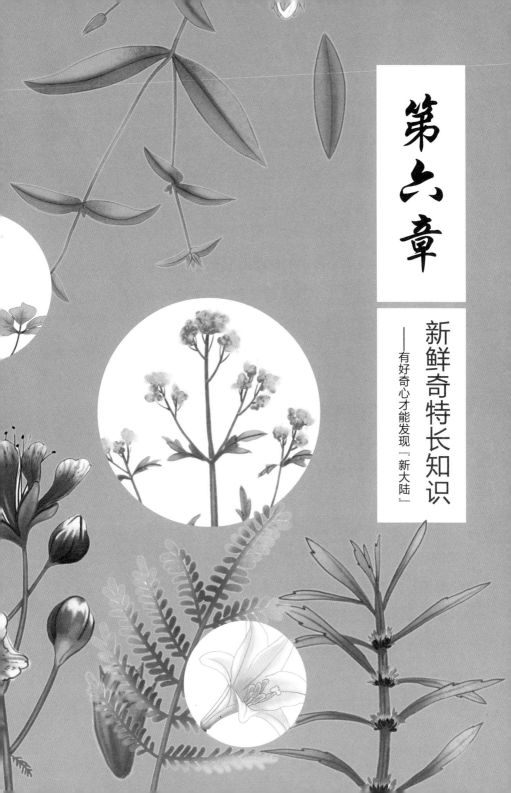

第六章

新鲜奇特长知识

——有好奇心才能发现『新大陆』

香椿

——"树王"如父

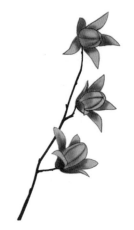

　　"椿萱并茂"，这个成语的意思是祝愿父母健康长寿。那么，这个词究竟有什么典故呢？早在《诗经·伯兮》中记载，"焉得谖草，言树之背"。而这里的"谖"的意思就是"萱"，而"萱草"为忘忧之草，古人用以比喻母亲。而在《庄子·逍遥游》中记载，"上古有大椿者，以八千岁为春，八千岁为秋"。因大椿长寿，古人用以比喻父亲。于是，椿萱并茂意思就是父母健在，也有父母福如东海、寿比南山的意思。

　　我们这里主要聊聊这个寓意长寿的"椿"吧。椿树，又名香椿，是楝科香椿属落叶乔木。尤其是在春季，香椿芽上市，可谓是餐桌上的佳肴，被誉为"小八珍"。香椿的嫩芽、皮、根皮、种子均可入药。

　　中医认为，香椿味苦、性寒、无毒，具有清热解毒、止血、健脾理气、涩带固精等功效，适用于痔疮、湿疹、遗精、滑精、关节疼痛、跌打损伤、食欲不振等症。现代医学研究，香椿对金黄色葡萄球菌、肺炎双球菌、痢疾杆菌和伤寒杆菌等，都有明显的抑制作用。

　　香椿的嫩芽不仅是一种风味独特的食材，还有良好的养生作用。用香椿芽及心，洗净捣烂，涂擦脱发处，可促使头发重生。用香椿芽加等量大蒜及少许盐，一同捣烂外敷，可以治疗疮痛肿毒。用香椿芽

250 克，搓碎后以红枣泥和为丸，每丸重约 3 克，每次服 2 丸，每日服 2 次，温开水送服，可以辅助治疗胃溃疡。用香椿芽 12 克，用清水煮后食用，或用沸水冲泡饮用，每日 1 剂，7 天一疗程，可辅助控制血糖。

香椿的皮，尤其是根皮，也是一味养生良药。用香椿皮 25 克，石榴皮、红糖各 15 克，水煎服，每日 2 次可以治疗痔疮便血以及崩漏等症。用香椿树皮 120 克，焙干研末，每次用开水送服 9 克，每日服 2 次，可以治疗慢性痢疾。用椿树皮、车前草各 20 克，茯苓 20 克，黄芩 10 克，地榆、鱼腥草、生地黄、半枝莲、大青叶各 30 克，水煎服，每日 1 次；或者用椿树根皮、车前草各 30 克，黄柏 9 克，水煎服，每日 1 剂，可以治疗泌尿系统感染。用椿树根皮、蛇床子各 25 克，蒲公英 20 克，枳实 12 克，水煎去渣，坐浴，每次 30 分钟，或冲洗阴道，每日 1 次，可以辅助治疗滴虫性阴道炎。

香椿的嫩叶可以吃，但成熟的叶片不可吃，主要是味道已经不如嫩芽了。但香椿的成熟叶片也有很好的养生妙用。用香椿叶、枫树叶各 100 克，水煎去渣，当茶饮，30 日为 1 个疗程，可以辅助治疗丝虫病。用香椿叶 100 克，水煎，早、晚分服，每日 1 剂，可以辅助治疗细菌性痢疾。用鲜香椿叶 30~120 克，水煎服，可以辅助治疗慢性肠炎、痢疾。

香椿也有种子，而且很多人可能不知道，香椿子在止痛方面堪称老手。用香椿子、鹿衔草，煎水服，可以辅助治疗风寒外感。用香椿子、龙骨，研为细末，冲开水喝，可以辅助治疗胸痛。用香椿子炖猪肉或羊肉吃，可以辅助治疗风湿关节痛。用香椿子 15 克，水煎服，可以辅

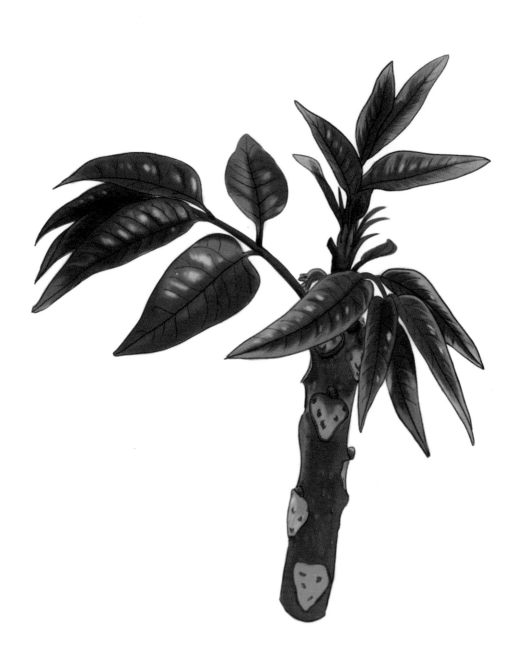

助治疗疝气痛。用香椿子、饴糖，各适量，蒸熟后食用，可以辅助治疗痔漏。

香椿浑身是宝，且香椿有"树王"之称，这正像父亲在孩子心目中的形象一样——"超级英雄"。与此同时，也祝愿孩子们的父母健康长寿。最后，我想说的是：爱是一种信仰，把"椿萱并茂"带回你的身旁！

萱草

——忘忧"母亲花"

　　小时候，我们家乡有不少人的田埂边都会栽种一些野菜，主要是为了方便采摘。尤其是到了夏天，在我家门口的田埂边，就会有一种黄色的花朵开放，那时候爷爷说这种花是可以吃的，每次煮肉时，放点这样的黄花，味道极美。也可以把这种花采摘了，用沸水烫一下，晒干后可以作为干菜，每次煮肉时可以放点，风味也很独特。

　　而这种菜，在民间叫黄花菜；在文人雅士眼中，叫忘忧草；在中医看来，这个菜叫萱草。其实它还有一个很独特的名字，叫母亲花。早在唐代诗人孟郊的《游子诗》中就这样写道："萱草生堂阶，游子行天涯。慈母倚堂门，不见萱草花。"无独有偶，元代画家、诗人王冕也在《偶书》中有过类似的诗句："今朝风日好，堂前萱草花。持杯为母寿，所喜无喧哗。"可见，在古代，当游子要远行时，就会先在北堂种萱草，希望减轻母亲对孩子的思念，忘却烦忧。也因此，萱草花就有了母亲花的代称了。

　　萱草，是萱草科萱草属多年生宿根草本植物，尤其是这植物的花颇有意蕴，如果说没有看到萱草全草，而只看到萱草花时，估计会有人把萱草花当成百合花，从花形来看，萱草花的确与百合花一样呈筒

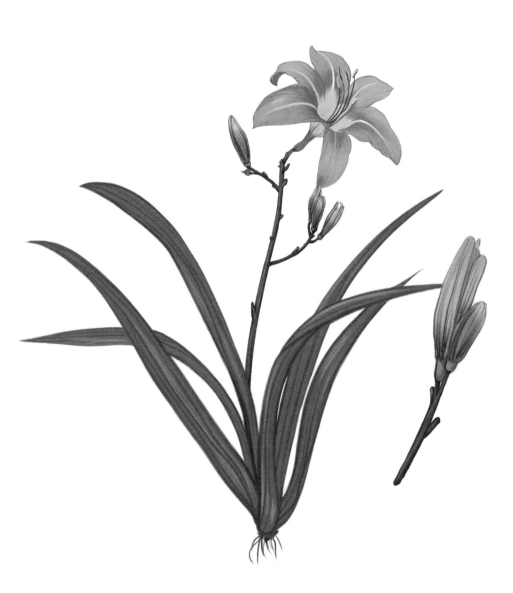

状，这也是为什么在旧的克朗奎斯特分类法中，会将萱草花归属于百合科的原因了，萱草花在开花期会长出细长绿色的开花枝，花色橙黄，花柄很长，远远望去，颇为美观。

萱草的花和根都可入药，先来说说萱草根吧，萱草根具有利水、凉血等功效，适用于水肿、小便不利、淋浊、带下、黄疸、衄血、便血、崩漏、乳痈、男妇腰痛等症。正如《本草求真》记载："萱草味甘而气微凉，能去湿利水，除热通淋，止渴消烦，开胸宽膈，令人心平气和，无有忧郁。"

萱草的花不仅可以吃，还可以养生防病。在古代的本草中记载，萱草花味甘，性凉，"煮食，治小便赤涩，身体烦热，除酒疸""消食，利湿热"。如果把萱草花"作菹"（做成酸菜或腌菜），具有"利胸膈，安五脏，令人好欢乐，无忧，轻身明目"等功效。

但是在吃萱草花的时候需要注意，新鲜黄花菜中含有秋水仙碱，可导致胃肠道中毒症状，所以尽量不要生食，需要精心加工后食用，比如在吃之前先用开水焯一下，再用凉水浸泡 2 小时以上，在制作时用大火彻底加热后方可食用，也可以将萱草花用开水焯一下后，沥干水分，晾干后再与肉一起煮着吃或炒着吃，但每次食量不宜过多。

益母草

——女人的贴心草药

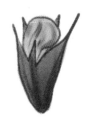

　　有一种草药，只要一提起它的名字，就知道它是女性健康的守护神，而且这味药从功效来看，也是实至名归。那么究竟是一种什么样的草药呢？这种草药，其实在山野荒地、田埂、草地上均有可能找到，而且在夏季就会开花，一开花就会引来许多蝴蝶和蜜蜂的光顾。这种草药，它的名字叫——益母草。

　　益母草，是唇形科益母草属的一种一年或二年生草本植物，它有很多个名字，比如茺蔚、坤草、九重楼等。跟这种草的缘分还是源于我小时候去采野菜，看到那片田埂上开满了一种很有特色的花，于是就采了回来，后来听爷爷说这是益母草。于是我就问为什么叫益母草呢？爷爷说这种草的药用功效，十有八九是针对女性的。

　　中医认为，益母草在夏季生长茂盛花未全开时采摘，味辛苦、性凉，具有活血、祛淤、调经、消水等功效，适用于女性月经不调、胎漏难产、胞衣不下、产后血晕、瘀血腹痛、崩中漏下等症，也可以用于尿血、泻血、痈肿疮疡等症。在《本草纲目》中记载，益母草主治"胎漏产难，胎衣不下，血晕，血风，血痛，崩中漏下"；《本草衍义》记载，益母草"治产前产后诸疾，行血养血；难产作膏服"；《本草蒙筌》记载，益母草具

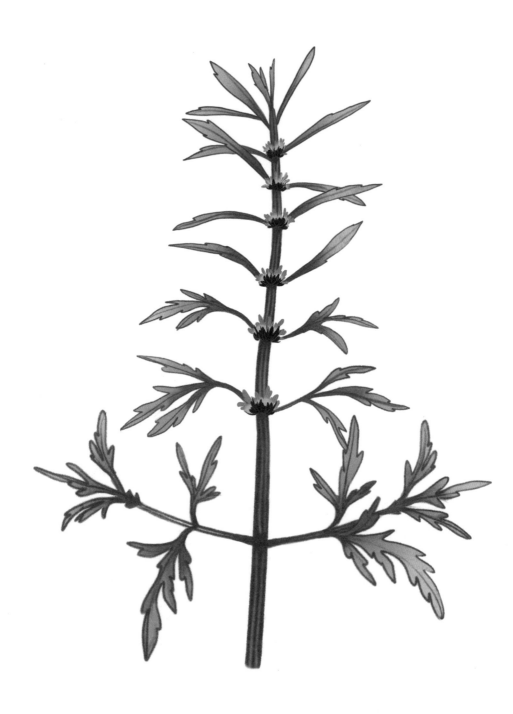

有"行瘀血，生新血"等作用。从这些本草名著不难看出，益母草的确是女性健康的良药。

在针对女性健康上，益母草发挥着很重要的作用，而且疗效较好。对于女性健康方面的问题，主要用于女性的月经不调、闭经、痛经、崩漏、产后出血过多、产后子宫收缩不全、子宫脱垂以及赤白带下等症。当然，益母草在治疗女性乳腺炎症方面也有效果，这在《本草纲目拾遗》中就有记载，益母草"捣苗，敷乳痈恶肿痛者"。所以，益母草经常被用来治疗妇科病，是实至名归的。

实际上，益母草不仅可用于治疗妇科疾病，还有很多作用，比如可以用来治疗肾炎水肿，还能治疗尿血、便血等出血证，也可以用来治疗牙龈肿痛、疔疮肿痛等症。

益母草从使用方法来讲，不仅可以用于内服，也可以外用，将益母草研成细末，将益母草和黄瓜汁、蜂蜜调匀，敷在脸上，片刻后洗去，可以滋润皮肤，还可以祛痘。

在使用时，也有一些注意，由于益母草具有活血化瘀的作用，能够调理血瘀引起的各种月经问题，但女性在月经期间是不要使用益母草的；益母草能够解决产后很多问题，但是在怀孕期间是忌用的，以免引发流产。

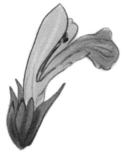
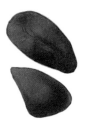

凤凰花

——毕业季的思念之花

在毕业季，很多学生在写毕业致辞的时候，常常会写到"盛夏时节，凤凰花开"之类的话，在刚开始，会认为写成栀子花开会好一些，但是经过考证，写成凤凰花开是没有问题的，而且凤凰花也确有其花。

凤凰花是豆科落叶乔木凤凰木的花，其树"叶如飞凰之羽，花若丹凤之冠"，所以被称为凤凰木，凤凰木所开的花自然就叫凤凰花。由于凤凰花有离别、思念、火热青春等花语，所以常被用在了毕业季。

凤凰木植株高大，树冠横展而下垂，浓密阔大而招风，在热带地区担任遮荫树的角色。其性喜高温、多日的环境，须在阳光充足处方能繁茂生长。多分布于我国南部、西南部以及世界各热带地方。

凤凰树树冠高大，花期花红叶绿，满树如火，富丽堂皇，是著名的热带观赏树种，在我国南方城市的植物园和公园栽种颇盛，作为观赏树或行道树，蔚然可观。

但是很少人知道，这种花也是一种药材，一般药用树皮，中医认为，凤凰木树皮味甘淡，性寒，具有平肝潜阳、解热等作用，适用于眩晕、心烦不宁等症。

除此之外，凤凰木的根也是一种药材，可以用来治疗风湿痛。但

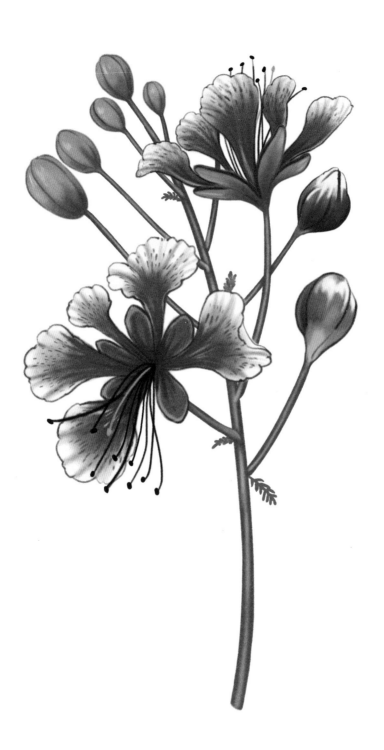

是凤凰木的花和种子在使用时需谨慎，因为它的花和种子有毒，误食后，尤其是小孩误食后，会发生中毒症状，如头晕、流涎、腹胀、腹痛、腹泻等消化道症状。

毕业季节，也是莘莘学子梦想远航的时节，而此时凤凰花开，如火如荼，寓意学子们未来前程似锦，红红火火。

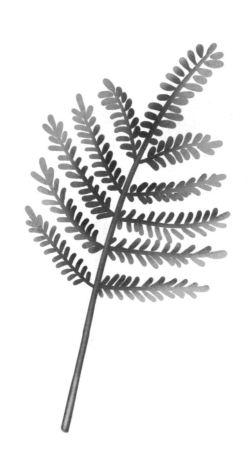

鸡骨草
——舒肝止痛的良药

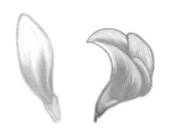

　　只要一说到属相，很多人对此可谓是津津乐道。在十二生肖中，每个生肖都有它们独特的寓意，也有它们独特的故事。但是在中药本草领域，也有以十二生肖属相命名的药材。我们就拿鸡来说吧，比如鸡内金、鸡血藤、鸡屎藤、鸡骨草，等等，不一而足。

　　鸡骨草其实还有一些比较有意思的名字，比如广州相思子、石门坎，完全不知道与鸡骨草有什么关系。当然，还有红母鸡草、黄食草、细叶龙鳞草、大黄草等名字。鸡骨草的名字虽然五花八门，但是丝毫不影响它在临床中的重要作用。

　　可能对于鸡内金、鸡血藤、鸡屎藤这几味药，很多人都听说过，甚至还用过。但是对于鸡骨草，可能少有人听过。那么这个鸡骨草究竟是什么呢？简单说，它是豆科相思子属的一种植物，多生长于山地或旷野灌木林边，全年可采，一般于冬、春季挖取全株，除去荚果（种子有毒）及杂质，洗净，晒干后，即可入药。

　　那么，鸡骨草有什么作用呢？中医认为，鸡骨草味甘、苦，性凉，无毒；归心、肺、肝、胃、肾经；具有清热利湿、散瘀止痛等功效；适用于黄疸型肝炎、胃痛、风湿骨痛、跌打瘀痛、乳痛等。一般内服可煎

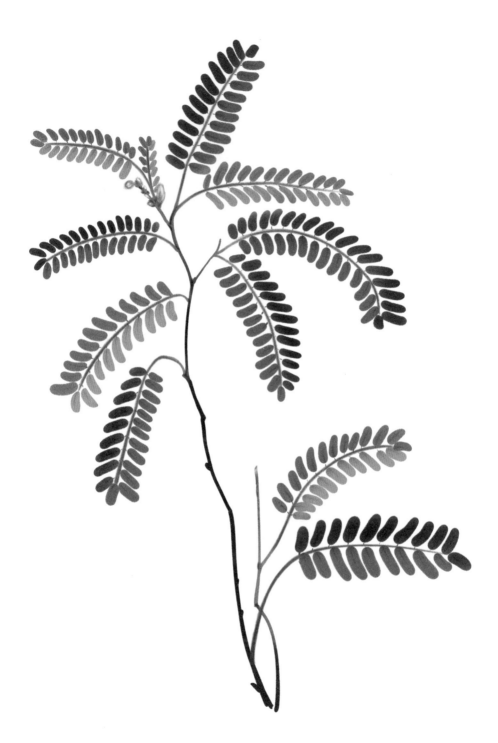

汤，用量为 15~30 克，也可入丸、散剂；外用适量，鲜品捣烂后，敷患处即可。

　　鸡骨草以前是流传于民间的一种草药，古代本草上记载的比较少，现代研究发现它主要含相思碱、胆碱等有效化学成分，目前较普遍地应用于治疗乙型肝炎及降转氨酶。对于鸡骨草的作用，《本草推陈》中认为它有"解热利尿、活血止痛"的作用；在《常用中药手册》中认为鸡骨草"清热利湿，舒肝止痛。治急慢性肝炎、肝硬化腹水"。

　　在治疗黄疸型肝炎方面，有一个比较好的偏方，那就是鸡骨草茶，是由鸡骨草 30~50 克、佩兰 9 克，水煎服，每日 1 剂。这个方子中，佩兰芳香化湿醒脾，鸡骨草清热利湿，对于急慢性肝炎、肝硬化腹水均有一定的疗效。但因其性略偏凉，脾虚胃寒，常感胃脘冷痛、慢性腹泻的患者，不宜长期服用。

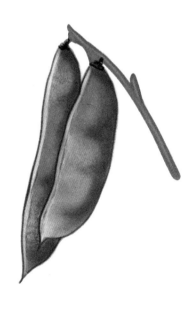

苦糖果

——长相难看药好用

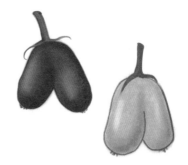

　　记得小时候，我跟一些小伙伴放羊，往往会遇到一些平时少见的花花草草、奇珍异果。每每回想起当年的事情，内心总是会感慨不已。真是每想一次美一次。

　　还记得当年我们小朋友之间喜欢玩游戏，尤其是一种吃裤裆果的游戏。那时候，小伙伴之间比试勇气，挑战失败的小伙伴就要吃裤裆果，以示惩戒。

　　裤裆果？有没有搞错？会有这样的果子吗？还真有。这个果子其实又称苦糖果，因果子的外形长得有点像裤裆，所以称之为裤裆果。这个果子在未熟透的时候味道是苦的，所以又称为苦糖果。

　　苦糖果是忍冬科忍冬属灌木植物的果实，果子属于浆果类，富含糖，色红汁甜，历来是当地人们解渴充饥的野果，也可加工成果汁、果浆、果酒、饮料等。苦糖果花期早，大约在2月初花就开了，且具有芳香气味，所以是很好的庭院美化观赏树种和蜜源植物。它的枝干不但可作薪柴，还可以作为编织材料。它的叶片在幼嫩时是牲畜的好饲料。

　　这个苦糖果也是一味中药，也许这么说很多人刚开始不太相信。但大自然就是这么神奇，正所谓"一花一世界，一叶一菩提"，大自然

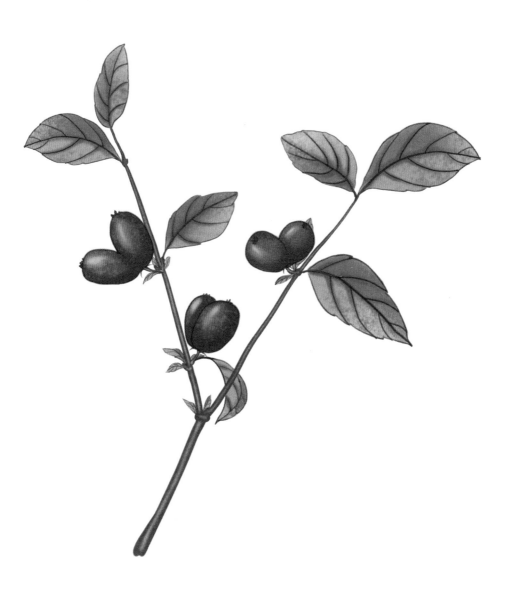

的万万千千，都有着它们独特的地方。

　　在中医看来，苦糖果味甘，性寒；具有祛风除湿、清热止痛的作用；内服可以治疗风湿关节痛；捣烂外敷可以治疗疔疮。内服用量为10~15克，外用适量即可。

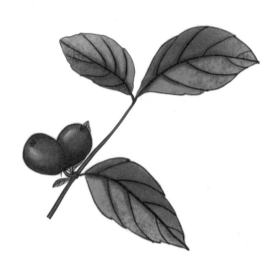

白头翁

——白发魔翁展奇效

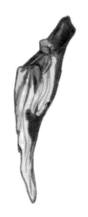

看过《白发魔女传》的人都会对练霓裳的悲情遭遇大感同情，尤其是她一夜白头的场景甚是让人难忘。然而，在中医界，却有一味药也被人称为"白发魔女"，因为它也是"满头白发"，不信，看看它的学名就知道了。原来，它名唤白头翁。

白头翁是毛茛科白头翁属多年生草本，之所以叫它白头翁是因为它的瘦果密集成头状，花柱宿存，呈银丝状，形似白头老翁，极为别致。中医认为，白头翁味苦性寒；归胃、大肠经；具有清热解毒、凉血止痢的作用；适用于热毒血痢、阴痒带下等症。

白头翁在临床中应用十分广泛，不仅局限于热毒血痢、阴痒带下等症。它在治疗痢疾方面的确"神通广大"，在这里也再强调一下。比如，热痢下重，可以用白头翁 6 克，黄连、黄柏、秦皮各 9 克，水煎服，疗效颇佳；休息痢，日夜不止，腹内冷痛，可用白头翁 10 克、黄丹 20 克（并白头翁入铁瓶内烧令通赤）、干姜 10 克、莨菪子 5 克（以水淘去浮者，煮令芽出，曝干，炒令黄黑色）、白矾 20 克（烧令汁尽），捣罗为末，以醋煮面糊和丸，如梧桐子大，每次吃饭前服用，用粥饮下10 丸；冷劳泄痢及妇人产后带下，可用白头翁 5 克、艾叶 20 克，研

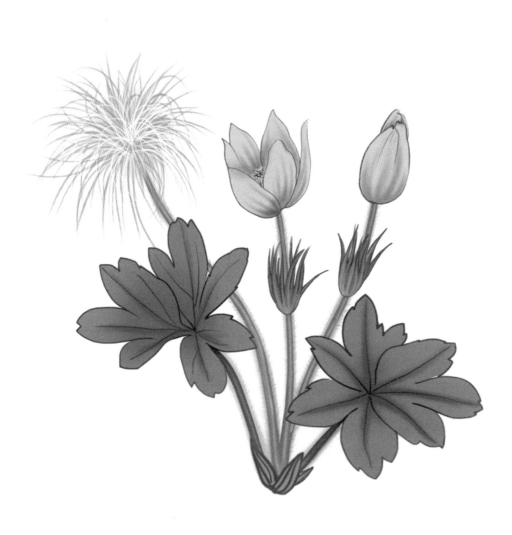

为细末，用米醋 100 毫升，入药一半，先熬成煎，再把剩余的药末放进去，做成丸子，如梧桐子大，每次空心服 30 丸，用米汤饮下；产后下利虚极，可以用白头翁、甘草、阿胶各 20 克，秦皮、黄连、柏皮各 30 克，水煎服；小儿热毒下痢如鱼脑，可以用白头翁 5 克、黄连（微炒）25 克、酸石榴皮（微炙）10 克，捣粗末，过罗筛为散，每次使用时取药末 3 克，用开水冲泡后服用。

白头翁在治疗妇科带下、阴痒等症时，效果也不错，一般常与苦参、蛇床子、地肤子、白鲜皮等药同用，将这 5 味中药洗净后，加入 2000 毫升的清水浸泡 15 分钟后，再用大火煮沸 5 分钟后加入少许薄荷，稍凉后去除渣滓，取药汁放入盆中，趁热熏蒸外阴部位，待水温变得温热后坐浴 10 分钟即可。

除此之外，白头翁仍有很多作用，比如能够治疗瘰疬，可以用白头翁 20 克，当归尾、牡丹皮、半夏各 10 克，将上述药材炒后研为细末，每服 9 克，白汤送下。又比如白头翁治疗痔疮，可以用白头翁的根捣汁涂在患处。

白头翁还可以治疗小儿睾丸肿大（又名阴颓），用白头翁根捣烂后外敷，3 周一个疗程。白头翁还可以治疗男子疝气，取白头翁和荔枝核各 20 克，用酒浸过后，炒熟，研为细末，早上服用 9 克，用白汤送下。

白头翁这样一个很有意思的中药，在临床上使用比较广泛，但也有一些症候是不适合使用白头翁的。比如虚寒泻痢的，就不要使用白头翁。这在《本草经疏》中有明确记载："滞下胃虚不思食，及下利完谷不化，泄泻由于虚寒寒湿，而不由于湿毒者忌之。"

天蓬草

——天蓬元帅送仙草

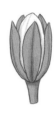

刚开始听到这个草的名字时，我是一阵惊愕，寻思道：莫非这草是天蓬元帅猪八戒的转世么？或者是他在人间的亲戚？要不然这野草怎么会被叫作天蓬草呢？

后来爷爷告诉我，天蓬草是石竹科越年生草本植物雀舌草的全草，多生于田间、溪岸或潮湿地区，一般在 2~3 月采挖，洗净阴干后入药。这个草有多个别名，如雀舌草、雪里花、寒草、瓜子草、指甲草、滨繁缕等，是一种药用功效比较广泛的中药。

中医认为，天蓬草味辛，性平；归肺、脾经；具有祛风除湿、活血消肿、解毒止血等作用；适用于伤风感冒、泄泻、痢疾、风湿骨痛、跌打损伤、骨折、痈疮肿毒、痔漏、毒蛇咬伤、吐血、衄血、外伤出血等。天蓬草的药用方法可分为内服和外用两种，内服一般采用水煎服，外用一般是捣烂外敷或研末调敷。

天蓬草又称寒草，对于寒邪或寒性疾病的治疗颇有用处。比如风寒感冒，可以用天蓬草 20 克、红糖 5 克，水煎服，每天服用两次，服药后盖上被子，令身体微微出汗；又比如冷痢，可用天蓬草 20 克，水煎服，每日服用两次。

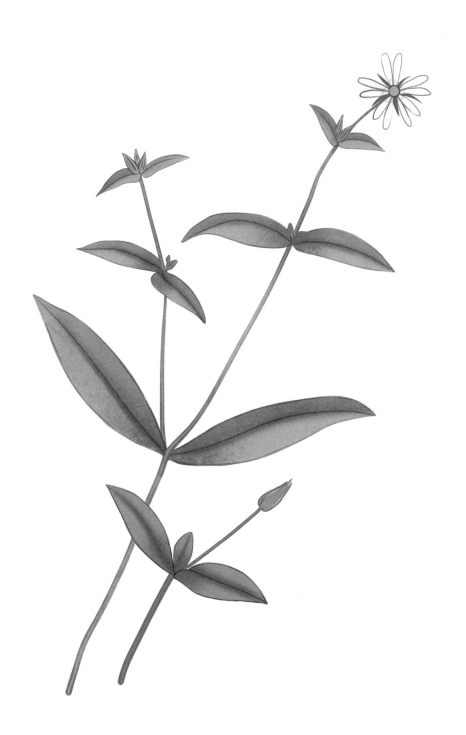

天蓬草对于疮疡也有较好的作用。比如治疗痔漏，可以用天蓬草为末，湿者干掺，干者麻油调搽，其痔即消缩；又比如治疗疔疮，可用新鲜的天蓬草适量，加食盐少许，捣烂敷贴患处即可。

天蓬草对于风湿骨痛、跌打损伤、骨折等症也有作用，可用天蓬草10克、黄酒30克，加水适量煎服；也可用天蓬草捣烂外敷患处。

天蓬草具有解毒的作用，比如治疗痈疮肿毒，可用天蓬草适量，水煎服并捣烂外敷；比如治疗毒蛇咬伤，可用天蓬草10~20克，水煎服，另取一握，洗净捣烂后，敷贴伤口。

天蓬草具有止血的作用，比如吐血、衄血、外伤出血等症，可以取天蓬草适量煎水内服，以及捣烂外敷。

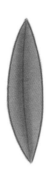

墓头回

——不要被名字吓倒

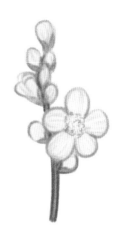

　　每一种草药都有它独特的生长环境，这正如人一样，每个人也有他自己独特的生长环境。高坡上、低洼处、溪水边、水沟旁、深山里、大海中、树藤上、洞穴里，无不生长着各种草药，但有一味药的生长特性比较不同凡响，它野生于墓地及荒地边。于是，这草就有了"墓头回"这样一个名字。

　　然而，墓头回这个名字不仅是因为它生长在墓地及荒地边，更重要的它有一个比较奇特的故事。相传在很久以前，有一个妇女因崩漏、阴道出血不止，导致休克，然而家人们以为她因病过世，于是将其装入棺材，找几个青年壮汉抬入墓地埋葬，在快到墓地时，有一个因采药迷了路的人前来问路，他看见棺材下流淌出鲜血，于是问棺材里的这个人是因什么病而死的。

　　男主人听到有人问及此事，痛哭起来，说这是他的妻子，因为得了崩病，血流不止而死。那采药人说，如果是崩漏的话，按照从棺材里流出的血，这个病人还有救。男主人听到这个消息，先是一惊，接着又是一愣，似怒非怒地说："你是何人，如此狂言，贱内已死，何必再遭开棺再治的罪呢？"当他们知道眼前的这个采药人是李时珍之后，

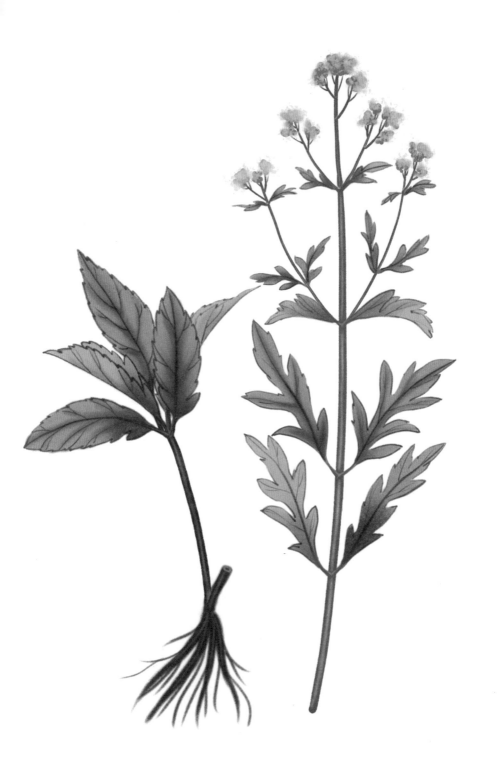

都傻眼了。原来眼前的这位竟然是大名鼎鼎的"药菩萨"！

李时珍看见墓地不远处长着一种野草，根据李时珍的观察，这就是能够治疗崩漏的药材，于是将这株野草采下，捣烂取汁，兑入少许童便，给棺材中的妇人灌下。不到一个时辰，这个妇人慢慢苏醒，崩漏也病去大半。众人惊叹这草药的神奇，问这个草药叫什么名字。李时珍一想，这野草是在墓地发现的，又将这抬往墓地的病人从墓头拉回，于是，"墓头回"这三个字就脱口而出了。

当然，这只是故事，然而在《本草纲目》中确有记载，墓头回治疗崩中、赤白带下的方子，大致是用墓头回一把，酒水各半杯，童便半杯，新红花一捻，睡前温服。

从本草的角度来看，墓头回又名臭脚跟、地花菜、墓头灰、箭头风、追风箭、脚汗草、摆子草等，是败酱科败酱属多年生草本植物。在止血方面作用较强，比如治疗赤痢，可用墓头回 15 克、马齿苋 30 克，水煎服；治疗尿路感染，反复不愈，伴尿频、尿急，有时脓尿，可用墓头回、忍冬藤各 30 克，石韦、土茯苓各 15 克，水煎服；治疗便血，鲜血下注，无痔疮者，可用墓头回 30 克、地榆炭 10 克、制大黄 10 克，水煎服；治疗崩漏，可用墓头回 45 克、茜草 9 克，水煎服；治疗带下夹血，可用墓头回、石见穿各 30 克，水煎，分 3 次服；治疗妇人月经过多，每次月经来如崩漏，且证属血热的，可用墓头回、仙鹤草各 30 克，水牛角片 1 克（先煎），花蕊石、阿胶珠各 10 克，每月月经前服 3~5 剂。

墓头回还可以止痛，比如痛经，可以用墓头回 15 克、香附 15g、延胡索 15g、黄酒 30 克，水煎服；又比如风湿骨痛，可以用墓头回 9 克，水煎服，同时用适量煎热汤熏洗患处。

墓头回还可以治疗不少妇科疾病，比如湿热白带，可以用墓头回 15 克、红花 1.5 克，水煎服；滴虫性阴道炎，可以用墓头回 60 克、白芷 9 克，藁本适量，煎汤外洗；宫颈糜烂、盆腔炎，以带下赤白、腰酸乏力为主症的，可以用墓头回、川萆薢各 30 克，白花蛇舌草 30 克，续断、杜仲、白槿花各 15 克，甘草 5 克，水煎服；宫颈癌，可用墓头回、薏仁、丹皮、黄柏、蚤休各 9 克，龙胆草 6 克，土茯苓 15 克，蜀羊泉、半枝莲、白花蛇舌草各 30 克，水煎 3 次分服。

综合来看，墓头回这个草药，堪称妇科良药，虽然名字难听了一点，但它独特的作用也是别具一格的。正所谓英雄不问出处，这样好的中草药应该将它发扬光大，更广泛地应用于临床，使它为人类健康多谋福祉。

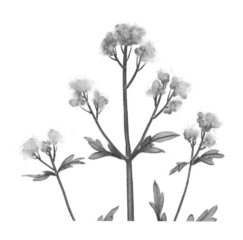

江边一碗水

——绝世而独立

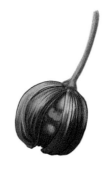

有一些药的名字很有意思，甚至说很有诗意。比如说文王一支笔、头顶一颗珠、七叶一枝花、江边一碗水，等等，这些听起来就颇有一股江湖气味，好像是绝世高人一般，不食人间烟火。

今天我们来说说这江边一碗水，这个药还有几个别名，如八角莲、八角乌，但还有一个别名比较恐怖，名唤鬼臼。

江边一碗水是小檗科植物八角莲多年生草本植物，生于山坡、林下等阴湿处。味苦、辛，性温，有毒；具有清热解毒、化痰散结、祛瘀消肿等作用，适用于痈肿疔疮、瘰疬、咽喉肿痛、跌打损伤、毒蛇咬伤等症；内服煎汤用量为 3~9 克，也可磨汁或入丸、散；外用磨汁涂、捣敷或研末调敷。

江边一碗水对于治疗瘿瘤效果较好，可用江边一碗水（切片，姜汁浸）、海藻、昆布、海带（俱用热水洗净）、海粉（水飞过）、海螵蛸各 20 克，甘草 10 克，海螺 1 个（火烧醋炙，如颈下摇者用长螺，颈不摇者用圆螺）。将上药研为极细末，炼蜜为丸，如梧子大，每晚临睡时，口中噙化一丸。

江边一碗水治疗瘰疬效果也不错，一般可用江边一碗水的根研为

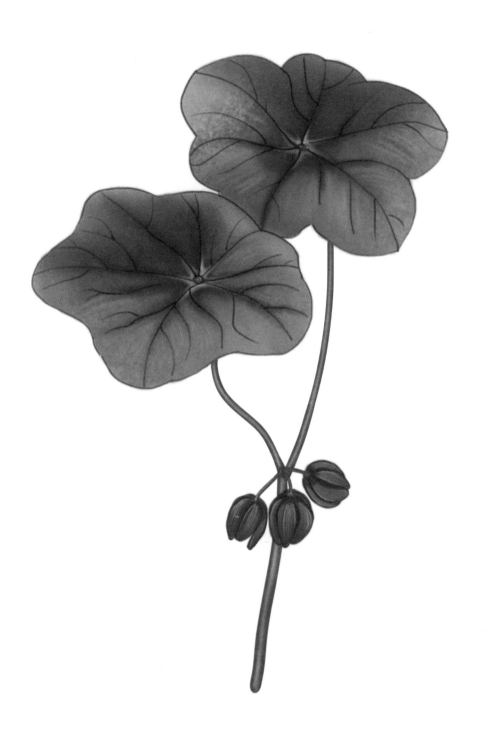

细末，醋调敷患处；或者用新鲜的江边一碗水根茎 30 克，水煎服，并将药渣捣烂敷患处。

　　江边一碗水在治疗痈疽和虫蛇咬伤方面也比较在行。比如治疗疗肿痈疽，可以用江边一碗水的根，用醋酒磨涂，并将江边一碗水的叶贴在患处，能消痈肿。治疗蛇咬，可以用江边一碗水的根，口嚼烂后擦在患处；或者用新鲜的江边一碗水适量，捣烂外敷，或内服，每服 10 克，水煎服。

　　江边一碗水又被用作治疗跌打损伤、筋骨疼痛、劳伤的特效药。可用江边一碗水的根 5~15 克，研为细末，用酒送服，每日两次，或泡酒服。

　　对于江边一碗水这个药材，也有一些禁忌证，由于这个药材具有"化痰散结，祛痰消肿"的作用，所以孕妇一般不要使用；另外在《本草经疏》中记载，"凡病属阳，阳盛热极及烦惑、失魂妄见者不可用"，在临床中需要加以注意。

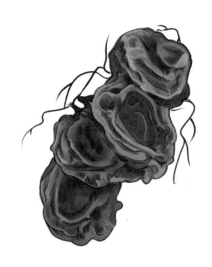

文王一支笔

——不写不画只作药

  有些人注定传奇，有些草也一样，注定就是传奇。比如说文王一支笔这种草，据说是当年周文王路经神农架，用这株草写诗绘画、批阅文章。所以这个野草就有了"文王一支笔"的雅称。

  文王一支笔与江边一碗水、头顶一颗珠和七叶一枝花等并称为神农架四大名药，都各具特色。但文王一支笔与其他三味药又有一些不同之处，由于文王一支笔是寄生在乔木的根或根梢上，所以又有"借母还胎"的别名。

  文王一支笔属于双子叶植物蛇菰科的筒鞘蛇菰，是多年生草本植物，茎秆似笔管，头稍大，圆而略尖，花序似蘸满颜料的毛笔头，紫红色，十分鲜艳美丽，不认识的人还以为这是有毒的菌类。

  从植物学的角度来说，文王一支笔是多年生寄生草本植物。地下根茎肥厚，大小不等、不规则的球块状，多短小分支，外观略似蜂巢状，淡黄褐色，花茎多肉而直立，高三至六寸，红色，生鳞状小叶，呈橙黄色，茎顶生肥厚的花穗，纺锤状或长卵圆状，深红色，穗外密被微细的花。

  文王一支笔这味药，药用全草，秋季采挖，洗净晒干，即可入药。

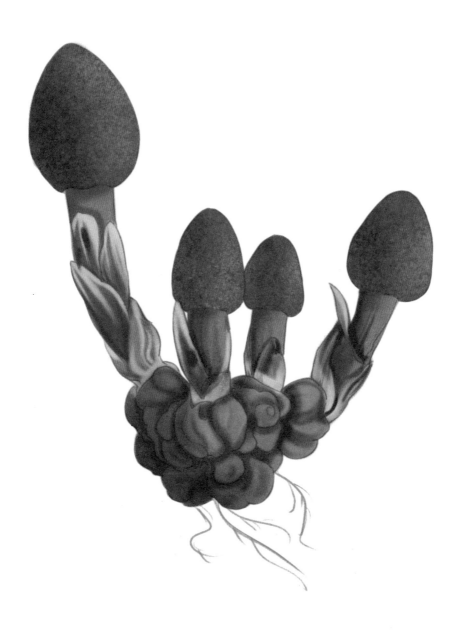

味涩性温，具有破瘀血、生新血、祛风湿、止痛、止血、生肌等作用。

在民间，文王一支笔常用于治疗胃病、鼻出血、妇女月经出血不止、痢疾及外伤出血等证。也有将文王一支笔作补药用，把全株磨碎，每天早晨伴鸡蛋同吃。

综合来讲，文王一支笔的主要用途还是在治疗跌打损伤和外伤出血，民间老中医在治疗外伤疾病的时候，无论是偏方还是验方，都可能会加上文王一支笔这味神奇的本草。一般用法是水煎服，每次用量为 10 克左右，也可以捣烂或研末外用。

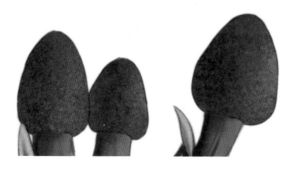

七叶一枝花

——长在深山有人识

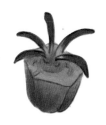

　　在民间，漫山遍野都是花花草草、果木成林，然而，这些野花野草、乔木灌木十有八九都是药材。记得小时候我随爷爷上山采药，在山坡林下或较阴湿的地方，看到了一片外形奇特的野草。在一圈轮生的叶子中冒出一枝花，而花的形状又像极了它的叶子，由于轮生的叶片大多是七片，所以这个野草又被称为七叶一枝花；又因为这个野草在轮生叶片上再生出一层花叶，类似楼层一般，所以又被称为重楼；而这个野草的根犹如海螺，又有海螺七的称号；除此之外，还有蚤休、草河车、九道箍、鸳鸯虫、枝花头、灯台七、土三七、七叶莲等别名。

　　七叶一枝花为百合科重楼属的多年生草本植物。中医认为，七叶一枝花味苦，性微寒，有小毒；归肝经；具有清热解毒、消肿止痛、凉肝定惊等作用，适用于疔疮痈肿、咽喉肿痛、蛇虫咬伤、跌扑伤痛、惊风抽搐等症；一般内服用量为 3~9 克，外用适量，研末调敷。

　　关于七叶一枝花的药用功效，让我印象深刻的是小时候的无名肿毒，体表突然发生红肿，症状或痒或痛，严重时焮赤肿硬，患部附近的淋巴结还会肿大，那时爷爷就会用七叶一枝花 9 克、蒲公英 30 克，煎水给我喝，另外还将七叶一枝花的根在磨石上磨汁后涂擦患处。这

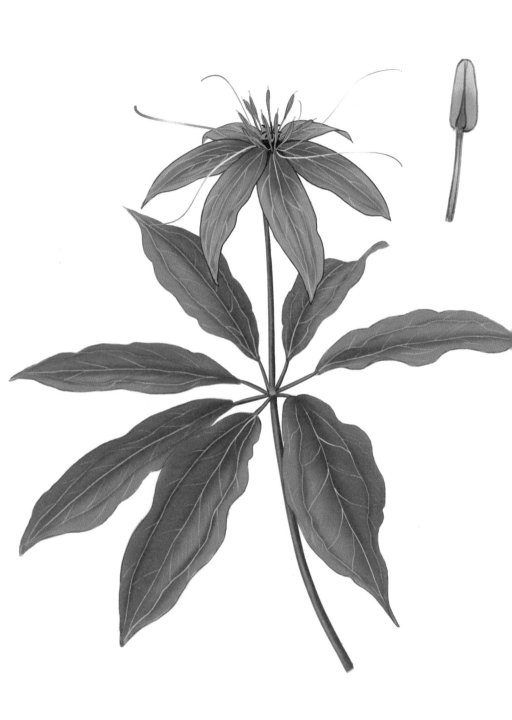

种方法不仅可以用于无名肿毒，爷爷说也可用于流行性腮腺炎、乳腺炎及疔疮的治疗。

七叶一枝花的一个很重要的作用，带有传奇的故事色彩，那就是治疗蛇咬伤。一般可以用七叶一枝花的根 10 克左右，研末后，用开水送服，每日 2~3 次，与此同时，以七叶一枝花的鲜根捣烂，加甜酒酿捣烂敷患处。

还有，七叶一枝花对于新旧跌打内伤有独特疗效，这是因为七叶一枝花的止痛散瘀作用较好。一般可将七叶一枝花放在童便中浸泡四五十天，然后再洗净晒干，研为细末，每次服用 1.5 克，酒或开水送下；也可将在童便中浸泡的七叶一枝花晒干后，在磨石上磨汁，外敷患处，效果也不错。

"七叶一枝花，深山是我家，男的治疮疖，女的治奶花"，意思是七叶一枝花可以治疗男子的疮痈，也可以治疗女子的乳痈。七叶一枝花在治疗妇人奶结、乳汁不通或小儿吹乳等症方面具有独特疗效，可以用七叶一枝花 15 克，水煎后，点水酒服。

当然，七叶一枝花也是具有一定毒性的，一般不要随便使用。尤其是体虚，无实火热毒症状、阴证外疡者以及孕妇都不宜使用。由于七叶一枝花性味苦寒，有小毒，使用不当可能导致中毒，中毒症状主要是恶心、呕吐、头痛，严重者可能引起痉挛、抽搐等症；轻者可以用甘草 15 克先煎水，后与白米醋、生姜汁各 60 克混合，一半含漱，一半内服；或者洗胃、导泻、内服解毒药物，如果出现痉挛的话则需要使用解痉剂等进行对症治疗。

头顶一颗珠

——不是格格是药草

说到头顶一颗珠，调皮的小伙伴往往会说，头上顶着珠子，这不是格格么？这里所说的头上顶珠子的却是一味中药哦！

头顶一颗珠是百合科龄草属多年生草本植物，多生于林下、山谷阴湿处、山坡或路旁岩石下。开花时，在茎顶轮生叶之上生出一朵美丽而清雅的小花，外部的花瓣绿色，内部的花瓣白色或淡紫色，授粉后结出团球形的浆果。由于茎顶浆果呈圆球状，颜色为红色，如同红色珠子一般，宛如一个披纱少女头上戴有一颗珠宝，所以便有了"头顶一颗珠"的名字了。

头顶一颗珠这个药比较独特，它的果实因生长在上部，又称"天珠"；它的根茎粗壮大，椭圆形，下方生多数细根，加工成药材时常将其编扎在根茎之外，形成球状，因它生长在地下，又称"地珠"。

头顶一颗珠这味药，一般以根状茎及根入药，夏、秋采挖，除去茎叶，洗净，晒干备用。中医认为，头顶一颗珠味甘性温，有小毒；具有镇静、止痛、止血、解毒等作用；适用于眩晕头痛、高血压病、神经衰弱、跌打损伤、腰腿疼痛、月经不调、崩漏等，外用可以治疗疔疮。一般量为 1.5~9 克，外用可取干品适量研末外敷，也可以用适量鲜品捣烂

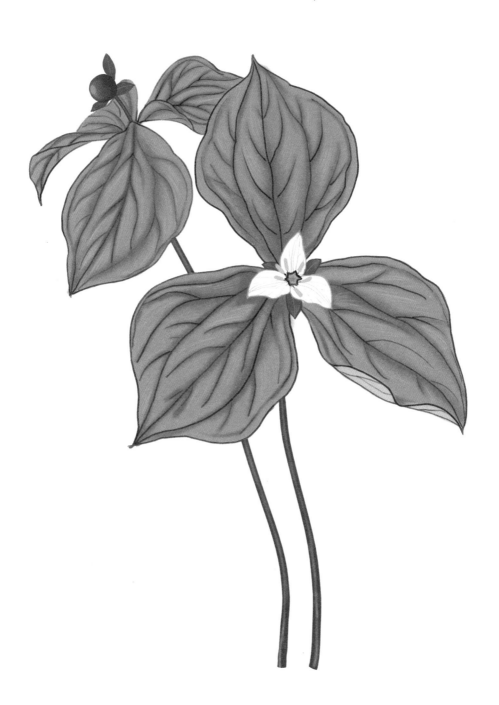

外敷。

　　头顶一颗珠这味药虽然治病范围比较广泛，但由于有小毒，在使用时需要注意，另外，在《陕西中草药》一书中记载，头顶一颗珠"反枇杷芋、金背枇杷叶及猪油"，在临床使用时需要做好相关措施。

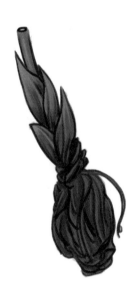

人参

——能赐予你"洪荒之力"

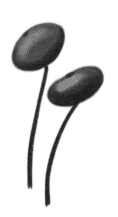

　　提到"洪荒之力"这个词，可能很多人立刻想起了曾经火爆荧屏的古装电视剧《花千骨》。而在里约奥运会上，中国选手傅园慧晋级仰泳决赛后接受采访时说"我已经用了洪荒之力"迅速走红网络。一时间，"控制不了体内的洪荒之力"也成为网友调侃的日常用语。

　　所谓"洪荒"，其实就是地球形成以后的早期状态，一切都在混沌蒙昧之中，那时候的地壳很薄，地震频发，温度极高，造山运动引发了多次大洪水，但经过几轮造山运动后，地球上的大气环流逐步建立，地壳也趋于稳定。由此可见，洪荒之力，确实十分强大。

　　那么，在本草的世界里，有没有能够使人力气大增的中草药呢？自然是有的，比如人参就是其中之一。人参是五加科人参属多年生草本植物，被医学界誉为"滋阴补生，扶正固本"的良品，有"百草之王"之称，是大名鼎鼎的滋补强壮药。

　　那么，人参到底有些什么作用呢？在中医看来，人参味甘、微苦，性微温；归脾、肺、心、肾经；具有大补元气、复脉固脱、补脾益肺、生津养血、安神益智等作用；适用于体虚欲脱、肢冷脉微、脾虚食少、肺虚喘咳、津伤口渴、内热消渴、气血亏虚、久病虚羸、惊悸失眠、阳

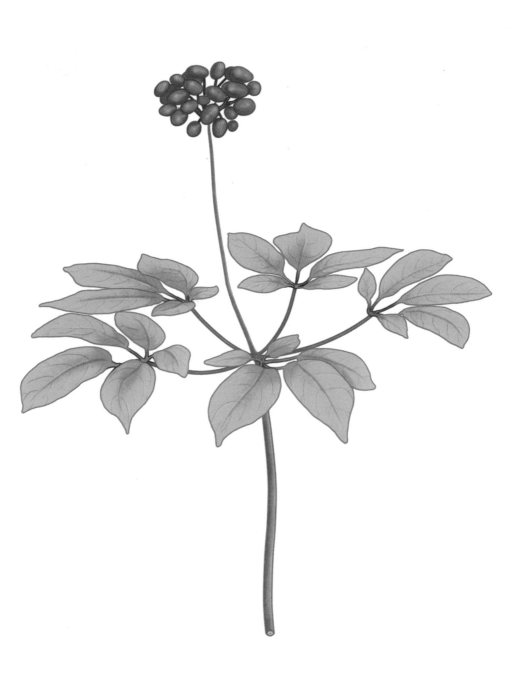

痿宫冷等症。一般用量为 3~9 克，可以另煎兑服；也可以研粉吞服，每次 2 克，每日 2 次。

人参的独特作用在于人参的大补元气功能，尤其是独参汤能够治疗元气虚脱、肢冷汗出、脉微细欲绝等症。仅用一味人参切成薄片，放入锅中，加水约 100 克，煎约 30 分钟，浓煎取汁，加入红糖搅化后服食，就有"起死回生"之妙，这样感觉真的是使人恢复了"洪荒之力"。

人参的作用虽然强大，但在临床上也有一些注意事项。比如，人参一般用于虚证，不用于实证和热证；根据十八反和十九畏理论，人参不宜与藜芦、五灵脂、皂荚等药同用。服用人参期间需要忌食萝卜和各种海味，因为萝卜"下大气"，而人参的作用是"补元气"，两者一个大补气，一个大下气，正好抵消，所以不能同时使用。根据老中医的经验，在服用人参期间，不宜喝茶，在煎服或炖服人参时，一般不要用五金炊具，最好用砂锅。

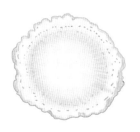

百合花
——能入药的"云裳仙子"

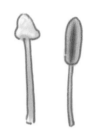

　　有一种花，一听名字就觉得十分吉利，尤其是对于有情人来说，更是觉得意义非凡。这个花就是人们比较喜爱的百合。百合的花朵花姿雅致，叶片青翠娟秀，茎干亭亭玉立，素有"云裳仙子"之美誉，也是人见人爱的吉祥花之一。

　　百合花不仅寓意着"百年好合"，还有纯洁、庄严的花语。一朵清新脱俗的百合花散发淡淡的清香，微风吹过，百合花在风中摇曳，宛如婀娜多姿的清秀佳人，不问尘事，只可远观而不可亵玩焉。百合多变的风貌如梦似幻，花朵的花柱伸长于唇外，犹如蝴蝶的触须一般，开始翩翩起舞，含情之模样，让人一看便觉得十分惹人怜爱。

　　百合花不仅是一种可供观赏的漂亮花朵，一种可以用来传情达意的秘密武器，还是一种浑身是宝的植物。百合是百合科百合属多年生草本植物，花蕾可以食用，做成各色美味，还可以晒干制成百合茶，根茎可以炒菜、炖汤、熬粥等，也可入药。

　　百合的作用，被人们广为熟知的是它在治疗肺系疾病方面的独特作用。尤其用来治疗肺伤咽痛、咳喘痰血等症的经典名方——百合固金汤，更是远近闻名。而这个方子就是以百合为主药的，并配以生熟地、

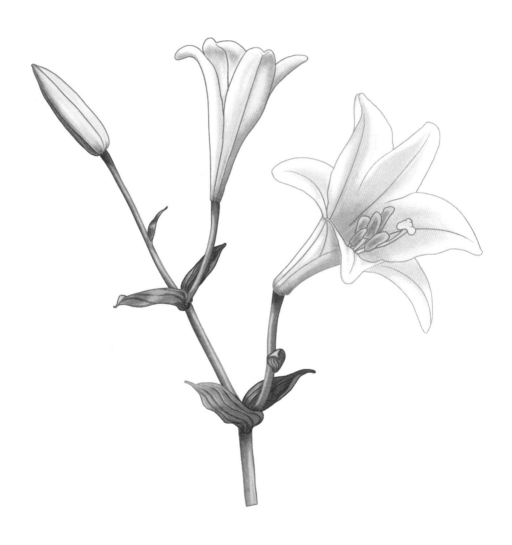

麦冬、贝母等药辅助，有效起到"养阴润肺，化痰止咳"的作用，适用于肺肾阴虚、虚火上炎之咳血证。临床上常以咳痰带血、咽喉燥痛、手足心热、骨蒸盗汗、舌红少苔、脉细数为辨证要点。现代也有将百合固金汤用于肺结核、慢性支气管炎、支气管扩张、慢性咽喉炎、自发性气胸等属于肺肾阴虚证型的疾病。

中医认为，百合味甘性寒，归心、肺经，具有养阴润肺、清心安神等作用；适用于阴虚燥咳、劳嗽咳血、虚烦惊悸、失眠多梦、精神恍惚等症。一般用量为6~12克。可用于热病后余热未消、虚烦惊悸、神志恍惚和肺痨久咳、咯血、肺脓肿等症；或因过食煎、炒、油炸食品后觉得燥热时食用。也有中医常用百合组方治疗口腔溃疡、白塞病、慢性咽喉炎、肺结核等病证，只要辨证得当，临床确有良效。

在临床运用中，百合与蜂蜜可谓是一对好搭档。蜜炙百合，是用100克百合、5克蜂蜜，拌和均匀，微炒至不粘手时取出摊晾，然后入药，这样炮制的百合润肺止咳的力量大大增强；而另一种则是蜜蒸百合，用百合120克、蜂蜜30克，拌和均匀，蒸令熟软，时时含数片，咽津、嚼食即可，具有补肺润燥、兼可清热的作用，适用于"肺脏壅热烦闷"或燥热咳嗽、咽喉干痛等症。

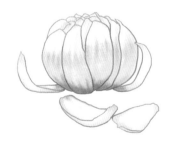

当然，百合远远不止止咳的作用，还可治疗以神志恍惚、精神不定为主要表现的百合病。医圣张仲景在《金匮要略》中对百合病也有明确记载，指出了治疗方案。在张仲景看来，百合病大多是邪少虚多，属阴虚内热之证，所以治疗一般以补虚清热、养血凉血为主，可选用百合地黄汤，也可以选用百合知母汤、百合鸡子汤、百合滑石散等方。

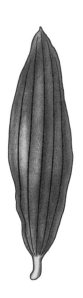

黄芪

——补药之长

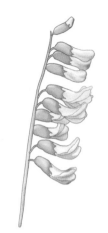

　　中国的文字比较独特，有的文字看半边就知道它读什么，有的看字就能猜到它的含义是什么，但有的你却无法猜到。记得爷爷的老屋里有一架药柜，每个屉子上会写着各种药名。首先映入眼帘的便是人参、黄芪等药，那个时候不知道"黄芪"的"芪"读什么，常常读成"黄茂"，只要一念出声，爷爷就会纠正我。

　　也是从那个时候起，开始对中药产生了浓厚的兴趣，觉得中药非同凡响，就连一些字都会让人难以捉摸。几味中药仅有一字之差，可功效却大相径庭；还有一味中药有好多个别名，而且还有重名的，这些都是中药材的奇妙之处。

　　黄芪是豆科黄芪属多年生草本植物，生于向阳草地、山坡、丛林、山沟中；一般春秋两季采挖，除去须根及根头，晒干，切片，生用或蜜炙用。对于黄芪的生用和熟用的功效，大致可以这样说，生用偏于固表托疮，而熟用可偏于益气补中。

　　那么，黄芪究竟有些什么用呢？中医认为，生黄芪味甘，性微温；归肺、脾经；具有补气升阳、固表止汗、利水消肿、生津养血、行滞通痹、托毒排脓、敛疮生肌等作用；适用于气虚乏力、食少便溏、中气下

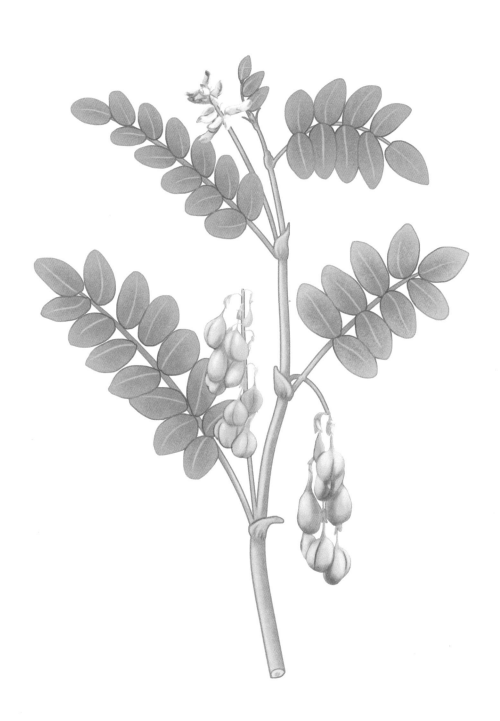

陷、久泻脱肛、便血崩漏、表虚自汗、气虚水肿、内热消渴、血虚萎黄、半身不遂、痹痛麻木、痈疽难溃、久溃不敛等症；一般用量为 9~30 克。

那么经过蜜炙后的黄芪又有什么作用呢？与生黄芪又有什么区别呢？对比发现，黄芪的生用和蜜炙的性能与作用还是略有差异。中医认为，炙黄芪味甘性温；归肺、脾经；具有益气补中的作用，适用于气虚乏力、食少便溏等症。

黄芪可以说是补药之长，但在临床运用时，也不是凡病均能使用，有一些情况就不能使用。比如表实邪盛、气滞湿阻、食积停滞，痈疽初起或溃后热毒尚盛等实证，以及阴虚阳亢等情况时，不宜服用黄芪。《本草新编》也记载，"骨蒸、痨热与中满之人忌用"黄芪。

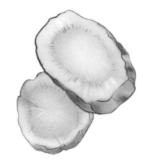
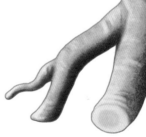

石韦
——石头缝中蹦出的草药

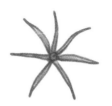

　　以前看《西游记》的时候，知道孙悟空是从石头缝里蹦出来的；后来再看《红楼梦》时，发现这只是一块石头上的故事。由此不禁感叹，这石头原来还有这么大的神通啊！石头既然这么厉害，能从石头缝里蹦出一个治病的中药不？

　　谁说不能呢？一直附生于稍干的岩石上的一种蕨类植物就是石头派来的治病良药。这种植物是水龙骨科石韦属中型附生蕨类植物，根状茎长而横走，密被鳞片；鳞片披针形，长渐尖头，淡棕色，边缘有睫毛；全年均可采收，除去根茎及根，晒干或阴干；拣净杂质，洗去泥沙，刷净茸毛，切段晒干后即可入药。

　　那么这个药叫什么名字呢？它就是石韦，还有几个很不错的别名，比如金星草、石兰、生扯拢、虹霓剑草、石剑、金汤匙、石背柳等。那石韦有些什么作用呢？中医认为，石韦味甘、苦，性微寒；归肺、膀胱经；具有利尿通淋、清肺止咳、凉血止血等作用；适用于热淋、血淋、石淋、小便不通、淋沥涩痛、肺热喘咳、吐血、衄血、尿血、崩漏等症；一般用量为6~12克。

　　石韦的主要作用大约归纳为三类，也就是利尿通淋、清肺止咳、凉

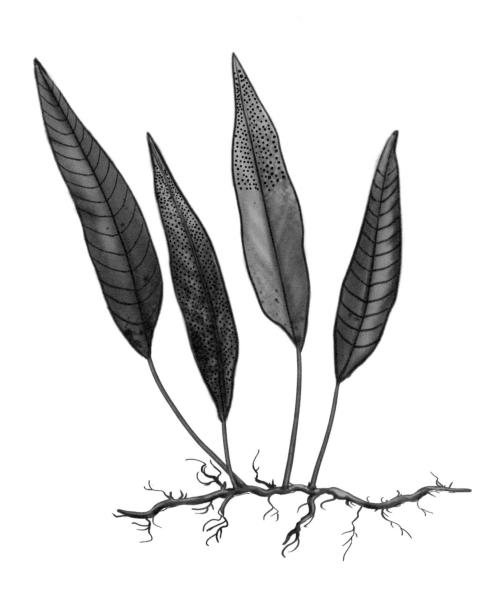

血止血。先来说说利尿通淋，比如治疗石淋、小腹隐痛、茎中痛、溲出砂石等病症的，可用石韦 6 克、木通 4.5 克、车前子 9 克、瞿麦 6 克、滑石 9 克、榆白皮 6 克、甘草 3 克、冬葵子 6 克、赤茯苓 9 克，水煎服。对于治疗石淋，也可用石韦、滑石各 1.5 克，研为细末，用米汤送服，每天两次。

对于石韦的清肺止咳作用，在历代本草著作中记载得比较少，但《本草纲目》中记载，石韦能"清肺气"。而临床验证确有其效，比如，治疗咳嗽，可以用石韦、槟榔各等分，研为细末，每次取 10 克，用生姜汤调下；如果是慢性气管炎，可以用石韦、蒲公英、佛耳草、一枝黄花各 50 克，浓煎取汁，每天两次。

石韦凉血止血的作用，也是被广泛运用的。比如在《千金方》中记载的石韦散，能治疗血淋，用石韦、当归、蒲黄、芍药四味药各等分，研为细末，黄酒送服 1.5 克，每日 3 次。比如在《本草纲目》中就记载，治疗崩中漏下，可以用"石韦为末，每服三钱，温酒服"。由此可见，石韦凉血止血的作用还是比较好的。

在使用石韦时也有一些注意事项，比如在入药时需要刷掉石韦上的毛，以免服用时对咽喉产生刺激。另外，还有一些禁忌需要注意，比如《得配本草》中记载，"真阴虚者禁用"石韦；《本草从新》中记载，"无湿热者"不要用石韦。这些都是前人的临床用药经验，在使用时应该谨记。

桑螵蛸
——小小卵壳药用大

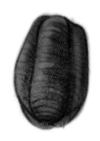

　　普天之下的一众植物中，桑树可以说是十分骄傲的，为什么？桑叶可养蚕、桑葚可食用，二者都可入药。除此以外连活跃在桑树上的螳螂也能贡献一味药呢。

　　它就是桑螵蛸，是螳螂科昆虫大刀螂、小刀螂、薄翅螳螂、巨斧螳螂或华北刀螂的卵鞘。桑螵蛸的采收时间是自深秋至翌年春季，一般在采得之后，除去树枝，放在蒸笼内蒸30~40分钟，杀死虫卵，晒干或烤干后即可入药。

　　桑螵蛸既然可以入药，那它到底有些什么作用呢？我们不妨来看看中医怎么说。中医认为，桑螵蛸味甘、咸，性平；归肝、肾经；具有固精缩尿、补肾助阳等作用；适用于遗精滑精、遗尿尿频、小便白浊、阳痿早泄等症；一般用量为5~9克。

　　桑螵蛸可以用来治疗遗精白浊、盗汗虚劳等症，用炙桑螵蛸、白龙骨各等分，研为细末，每次服用6克，空心用盐汤送下。桑螵蛸可用来安神魂、定心志，治疗健忘、小便数，补心气，具体用桑螵蛸、远志、菖蒲、龙骨、人参、获神、当归、醋炙龟甲各30克，研为细末，于睡前用人参汤调下6克。

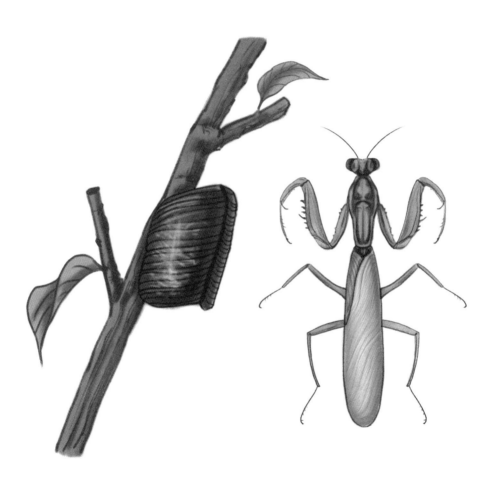

桑螵蛸还可用来治疗遗尿症，用桑螵蛸、益智仁各 45 克，水煎服，每日 1 剂；治疗男妇疝瘕作痛，用桑螵蛸 30 克、小茴香 36 克，研为细末，每次服用时取药末 6 克，用花椒汤调服。桑螵蛸还可治疗咽喉骨鲠，用桑螵蛸，醋煎呷之。

在使用桑螵蛸时，也需注意。阴虚火旺或膀胱有热的应慎用，这在《本经逢原》中有明确记载："阴虚多火人误用，反助虚阳，多致浸赤茎痛，强中失精，不可不知。"

甘草

——喜做和事佬的"国老"

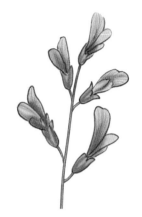

在本草中，有一味植物可谓是老资格的，但它也是典型的和事佬，在中医的很多方剂里都会用到这味药。那么，这个植物究竟是何方神圣呢？其实它就是我们所熟知的甘草。甘草为啥资格老？因为它被誉为"国老"，它能调和诸药，也算是和事佬。

甘草是豆科甘草属多年生草本植物，它的生长环境比较特殊，它喜欢阴暗潮湿的环境，需要日照长、气温低的干燥气候。所以，甘草一般多生长在干旱、半干旱的荒漠草原、沙漠边缘和黄土丘陵地带。一般在秋季采挖，药用根和根状茎。

甘草的药用范围极其广泛，中医认为，甘草味甘，性平；归心、肺、脾、胃经；具有补脾益气、清热解毒、祛痰止咳、缓急止痛、调和诸药等作用；适用于脾胃虚弱，倦怠乏力，心悸气短，咳嗽痰多，脘腹、四肢挛急疼痛，痈肿疮毒等症，也可用于缓解药物毒性、烈性；一般用量为 1.5~9 克。

在中医的很多方剂中，都会用到甘草，比如四君子汤、炙甘草汤、茯苓甘草汤、甘草干姜汤、甘麦大枣汤等，都是甘草在临床中的经典运用。甘草在组方运用中，君臣佐使几种角色它能够成功扮演，堪称中

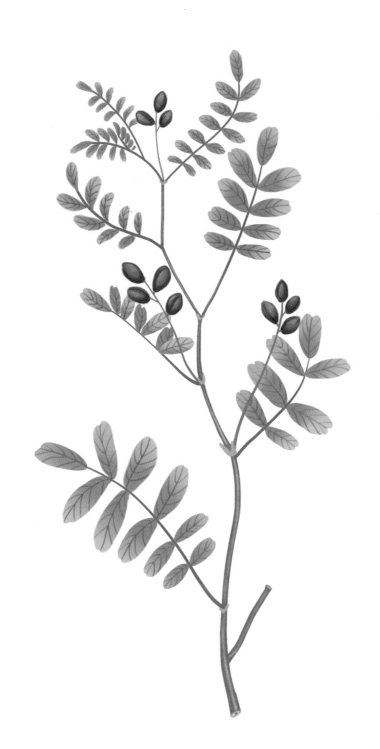

药中的"智多星""万金油"。

　　在临床运用时，甘草生用和熟用作用各不一样，生用多偏于清热解毒；而熟用一般采用蜜炙，蜜炙后的甘草偏于润肺和中、调和诸药。在甘草的药用部位中，还有一个特殊的地方，叫生甘草梢，它偏于清热利尿，尤其是在治疗阴茎中疼痛及淋浊等症时，颇具功力。

　　甘草可以说是一个适用范围极其广泛的中药，但对于实证中满腹胀等症不太适合。根据中医十八反的理论，不宜与甘遂、大戟、芫花、海藻同用。甘草也是可以作为食疗的良药之一，但在《本草纲目》中有过记载，甘草与河豚是反药，不宜一起食用。

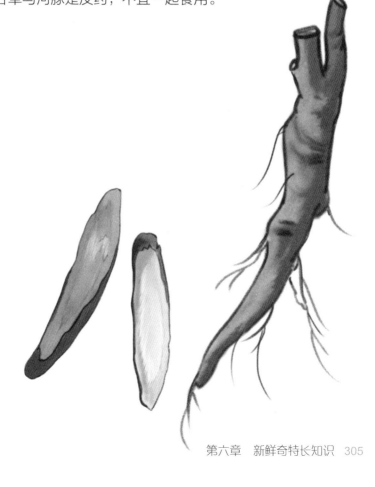